DANÇAS EM TERAPIA OCUPACIONAL

Dados Internacionais de Catalogação na Publicação (CIP)
(Câmara Brasileira do Livro, SP, Brasil)

Liberman, Flávia
    Danças em terapia ocupacional / Flávia Liberman. - São Paulo:
Summus, 1998.

    Bibliografia.
    ISBN 978-85-323-0605-0

    1. Dança terapêutica 2. Terapêutica ocupacional I. Título.

97-4819   CDD-615.85155

Índices para catálogo sistemático:
1. Dança : Terapia ocupacional   615.85155

www.summus.com.br

Compre em lugar de fotocopiar.
Cada real que você dá por um livro recompensa seus autores
e os convida a produzir mais sobre o tema;
incentiva seus editores a encomendar, traduzir e publicar
outras obras sobre o assunto;
e paga aos livreiros por estocar e levar até você livros
para a sua informação e o seu entretenimento.
Cada real que você dá pela fotocópia não autorizada de um livro
financia o crime
e ajuda a matar a produção intelectual de seu país.

DANÇAS EM TERAPIA OCUPACIONAL

FLÁVIA LIBERMAN

summus editorial

DANÇAS EM TERAPIA OCUPACIONAL
Copyright © 1998 by Flávia Liberman
Direitos desta edição reservados por Summus Editorial

Capa: **Raghy**

Summus Editorial
Departamento editorial
Rua Itapicuru, 613 – 7º andar
05006-000 – São Paulo – SP
Fone: (11) 3872-3322
Fax: (11) 3872-7476
http://www.summus.com.br
e-mail: summus@summus.com.br

Atendimento ao consumidor
Summus Editorial
Fone: (11) 3865-9890

Vendas por atacado
Fone: (11) 3873-8638
Fax: (11) 3872-7476
e-mail: vendas@summus.com.br

Impresso no Brasil

*A meus pais,
aos meus amigos,
ao João,
e aos amigos eternos
Reinaldo e Sato.*

Agradecimentos

A Barateira, Alunos do Curso de Subjetividade, Ana Carmem Del Collado (Ná), Bader B. Sawaia, Bel, CNPq, Dany Al-Behy Kanaan, Denise Dias Barros, Dora, Eliane Dias de Castro, FAPESP, Iraí Carone, João Batista, Jorge (da loja), Maraisa Nogueira, Maria Rita Sálvia, Maria Inês Britto Brunello (Mari), Maria Jane Spink, Mauro Milchtein, "Mulheres" da Zona Leste, Naíza de França, Núcleo de Estudos e Pesquisa de Subjetividade, Programa de Pós-Graduação em Psicologia Social da PUC-SP, SOF (Serviço de Orientação Familiar), Suely Rolnik, Terezinha da Pós.

Agradecimentos Especiais

Anna Rachel Machado, Rosana Paulillo.

Sumário

1. A Terapia Ocupacional e os Sentidos da Atividade 9
2. A Terapia Ocupacional como Produção de Subjetividade 15
3. A Emoção, o Corpo, a Criação — Um Histórico de Minha Vivência com a Dança 22
4. O Trabalho Proposto por Naíza de França 30
5. O Trabalho de (Re)Descoberta das Linguagens do Corpo 42
6. A Metodologia da Pesquisa — O Caminho 49
7. Análise da Experiência — O Processo 61
8. Considerações Finais 108
Referências Bibliográficas 113

Para Espinosa, a alegria e a tristeza são as formas originárias das quais nascerão todas as outras.

A alegria é o que sentimos quando percebemos o aumento de nossa realidade, isto é, de nossa força interna e capacidade para agir, aumento de pensamento e de ação. A alegria é caminho de autonomia individual e política.

A tristeza é o que sentimos ao perceber a diminuição de nossa realidade, de nossa capacidade para agir, o aumento de nossa impotência e a perda da autonomia. A tristeza é o caminho de servidão individual e política sendo suas formas mais costumeiras o ódio e o medo recíprocos.

(Marilena Chauí, sobre a *Ética* de Espinosa)

1
A Terapia Ocupacional e os Sentidos da Atividade

> *De qualquer modo, a vida humana não se resume a trabalho e sustento. Viagens, festas, passeios, cuidado com o corpo, desenvolvimento de aptidões, comunicação, expressão, momentos grupais, enfim, a participação nos diferentes níveis de produção cultural são tão essenciais para a promoção da qualidade de vida como o alimento é para a sobrevivência física.*

A Terapia Ocupacional é uma prática de saúde que trabalha em diferentes campos com pessoas ditas marginalizadas. Assim, temos a Terapia Ocupacional aplicada às áreas de deficiência física, de deficiência mental, de saúde mental, como também no trabalho com crianças, idosos, ou na área social e outros, ainda.

O instrumento de sua atuação é a atividade realizada predominantemente por meio da comunicação não-verbal. Assim, os trabalhos manuais — pintura, desenho, cerâmica etc. — e outros trabalhos corporais tais como exercícios, jogos, teatro, danças são algumas de suas possibilidades.

Durante os anos de graduação em Terapia Ocupacional (TO) vivenciei alguns desses recursos, iniciando, a partir daí, uma reflexão sobre seus limites e suas potencialidades. Mas foi pela área de aplicação da Terapia Ocupacional em psiquiatria que me interessei de forma mais significativa.

A orientação recebida nesse campo preconizava que, a partir da classificação dos pacientes segundo patologias específicas, uma ou outra atividade era ou não recomendada, ou seja: para *psicóticos* não era indicada a marcenaria, pois eram *perigosos;* para os neuróticos era indicado o trabalho com macramê, e assim por diante. Eu percebia, já naquele momento, que tanto o olhar que se tinha daquela população era esquematizante, quanto a compreensão de nossas práticas era bastante reduzida, o que impedia uma ação mais criativa e aprofundada.

Por outro lado, já iniciávamos, nessa época, o que chamamos de *análise de atividade*, que se constitui em um método cujo pressuposto é que o profissional que trabalha com este ou aquele recurso teria condições de refletir sobre o instrumento de sua ação, na medida em que a prática com que lidamos provoca tanto nos pacientes quanto em nós mesmos diferentes respostas, o que torna a sua utilização complexa e delicada.

A partir de uma formação, a meu ver, bastante básica, iniciei as minhas experiências profissionais. Primeiramente, trabalhando como estagiária em diversas áreas em diferentes instituições. Depois da graduação, como voluntária em Centro de Saúde Mental em Trieste, na Itália. No Brasil, na área de deficiência mental e em hospital psiquiátrico entre outros. Mais tarde, atuei em Centro de Convivência da Prefeitura Municipal de São Paulo e, atualmente, realizo grupos com os quais utilizo-me do método aqui apresentado nesta pesquisa. No entanto, foi no Hospital Psiquiátrico que vivi, de forma bastante intensa, as discussões sobre a atuação da Terapia Ocupacional nas chamadas instituições totais. Particularmente nesta área, a qual chamamos de Saúde Mental, a temática das funções da atividade é especialmente forte. Envolve desde as visões tradicionais da Terapia Ocupacional como um modo de *ocupar* o paciente, até, mais recentemente, os avanços na discussão do caráter da Terapia Ocupacional, suas funções históricas e a influência da psicanálise e de outros campos na construção de outros métodos, pressupostos e ações.

O estudo da terapêutica pela ocupação e de suas origens históricas já tem lugar privilegiado em teses e pesquisas. Beatriz Ambrosio (1991) realizou uma análise bastante aprofundada sobre o assunto no campo da psiquiatria, avançando para a abordagem das tendências contemporâneas, inclusive em São Paulo.

Diz ela que a história da psiquiatria relaciona-se à história da terapia ocupacional e, à medida que a sociedade passou a ver os homens como iguais, a partir dos princípios sociofilosóficos da Revolução Francesa, é que se pôde reconhecer na loucura a doença mental e a criar espaços próprios para seu tratamento. Foi nesse momento que a cura pelo trabalho e lazer passou a ser uma abordagem bastante aceita, com o objetivo de responder às necessidades da reforma humanizadora de assistência aos loucos, em contraposição à péssima situação em que estes se encontravam nos chamados depósitos de mendigos e hospitais-gerais.

Nesse sentido, a ocupação e a contenção eram a grande síntese apresentada pela história oficial para aquele momento. Uma síntese transformada numa espécie de grande chavão da profissão, que respalda, até hoje, o trabalho e as diversas formas de ocupação como prática terapêutica nos hospitais. De fato, naqueles hospitais a atividade tinha e ainda tem caráter eminentemente ocupacional distrativo, centrado nas promoções de jogos, festas e bazares. Não é intenção deste trabalho o aprofundamento nesse tema, mas pontuar as funções da TO dentro da história, levando a diferentes entendimentos de suas práticas e diferentes ações.

No período em que trabalhei no Hospital das Clínicas — HC — já vivíamos a influência dos teóricos que questionavam o internamento do *louco* e a própria essência das instituições totais, o que fazia com que nossas ações entrassem em conflito, muitas vezes, com toda aquela estrutura institucional.

De fato, desde o final da década de 1960, alguns psiquiatras e pensadores como Laing, David Cooper, Franco Basaglia, Castel, Deleuze e Guattari, entre outros, passam a criticar as ditas instituições fechadas, trabalhando na criação de outros modelos assistenciais.

Foi a partir da ressonância dessas idéias que (re)questionávamos as funções da terapia ocupacional e nos perguntávamos: "Que outros 'lugares' poderíamos criar nessas instituições e que contribuições teórico-práticas, construídas também a partir da terapia ocupacional, poderíamos introduzir nessas novas formas de pensar a assistência e a atenção àquela população?"

Era clara para nós a idéia de que o homem só poderia ser lançado na busca de si mesmo, na reconquista de sua própria individualidade, quando de posse de sua própria liberdade. Então, o que estava em jogo, ali, era minimamente romper o caráter de homogeneização dos sujeitos internados, tirando-os dos controles institucionais que regulavam o ritmo, ditavam desejos, determinavam as condutas e a organização diária, impedindo as iniciativas pessoais, a manifestação e a construção de singularidades.

Beatriz Ambrosio aborda também em seu estudo algumas questões a respeito do trabalho do terapeuta ocupacional naquele período, dizendo que daquele momento em diante os terapeutas começavam a trabalhar a partir das necessidades colocadas pelos pacientes e por suas condições de vida, superando a ação técnica baseada em saberes preestabelecidos ou papéis profissionais. Procurava-se dialetizar as contradições, fortalecer a expressão de necessidades individuais, discutir possibilidades e responder às suas reivindicações. Aos poucos, as atividades de enfermaria passaram a incluir grupos de mulheres, grupos de comida, passeios externos, reuniões com familiares, entre outros, ou seja, surgiram espaços onde os pacientes podiam falar, experimentar diferentes atividades e, assim, refletir sobre suas vidas e sobre possíveis projetos para o futuro. A atividade nesses lugares funcionava então e principalmente como facilitadora da expressão e da comunicação dos pacientes, além de lhes dar oportunidade de criar algo a partir de sua própria cultura, conhecimento e história.

Paralelamente a esse processo, havia a influência de outros terapeutas ocupacionais, que pensavam em uma TO voltada para a psicodinâmica.

Maria José Benetton, influenciada pelas idéias da psiquiatria reformada, em especial a comunidade terapêutica inglesa e a psicoterapia institucional francesa, desde a década de 1970 dedica-se ao desenvolvimento de uma prática que supere as abordagens clássicas repressivas da psiquiatria, concebendo a TO como um processo de comunicação que opera pela tríade terapeuta-paciente-atividade compreendida psicodinamicamente. Ela se aprofunda no referencial psicanalítico e empenha-se na tarefa de constituir um eixo metodológico que oriente sua prática.

Assim, os sentidos da atividade vão sendo ampliados em outras direções e são utilizadas cada vez mais em terapia ocupacional as atividades expressivas ou artísticas, incorporando para sua fundamentação estudos nas áreas das artes, ciências sociais, filosofia, educação e outras.

Dentro dessa abordagem, o terapeuta ocupacional Reinaldo Gomes da Silva (1988) também tem uma contribuição bastante importante nas discussões sobre a atividade. Ele nos diz que a atividade cria e recria a identidade do indivíduo. É uma forma de autoconhecimento e expressão, que facilita a relação entre o pensamento e a ação, tendo como intermediária a finalidade que só pode existir através do homem e de sua consciência. Nesse sentido, conclui que o tratamento em Terapia Ocupacional seria, assim, o fornecimento de oportunidades de utilização dessas vias alternativas de comunicação, muitas vezes conseguidas pelo recurso baseado na trajetória entre o inconsciente e o consciente.

Influenciada por essas e outras experiências e concepções, fui construindo minha prática em TO e repensando aspectos da atividade.

O que me parecia interessante na psicodinâmica é que o sentido dos processos do sujeito na relação com a atividade é analisado também de forma dinâmica, incluindo a história do sujeito, seu saber, suas possibilidades de refletir sobre sua vida a partir de uma conscientização permanente, diferentemente do que propunham as formas tradicionais de TO que eu conhecera durante a graduação.

O que se colocava para mim, a partir daí, era a necessidade de pensar de uma forma mais ampla o sujeito como cidadão e, por isso mesmo, como questionador e transformador de aspectos da sociedade, aliada à questão da busca e criação permanente de si mesmo, como ser original e único, compreendendo que esses campos eram interdependentes.

Assim, penso a TO como prática social ocupada em observar e intervir na qualidade de vida do sujeito cujo olhar se volta sobre seu cotidiano, suas possibilidades de encontro consigo mesmo e com o outro, e com as atividades que realiza ou que pode criar.

Desse modo, tornou-se necessária a inclusão de outros estudos, relativos a outros campos de conhecimento, para que esse olhar sobre o sujeito, seu pensar, seu fazer, seu cotidiano, enfim, sua subjetividade, pudessem se realizar de forma mais ampla.

Foi a partir daí que busquei o mestrado em psicologia social e, particularmente, encontrei, no Núcleo de Subjetividade organizado por Suely Rolnik, outros subsídios teóricos que me ajudaram a elaborar e avançar nessas discussões, auxiliando-me a refletir sobre a TO pela óptica de uma produção de subjetividade e sobre a atividade, particularmente a dança, referenciada no corpo e no trabalho das linguagens desse corpo, como meio de viabilização de processos de consciência, expressão e criação do sujeito.

Para resumir os pontos centrais deste capítulo, delineando claramente o problema que me coloquei neste estudo, eu diria que tal problema se ancora em alguns pressupostos de natureza ampla.

A vida humana não se resume ao trabalho e ao sustento material. Outras dimensões (bem enunciadas no texto em epígrafe), são tão essenciais à qualidade de vida como o alimento o é para a sobrevivência.

Tais dimensões não-materiais, essenciais à vida com qualidade, exigem uma busca permanente de si mesmo e a (re)conquista da singularidade. Entendemos, ainda, que essa reconquista exige a ruptura da homogeneização dos sujeitos.

O desenvolvimento deste trabalho foi então possível graças ao exercício crítico em relação ao meu próprio campo, o que permitiu identificar uma prática homogeneizadora no centro mesmo da concepção tradicional de TO.

No nível da ação, meu problema se coloca na busca de instrumentos não-homogeneizadores, capazes de abrir, para os sujeitos envolvidos, outros *territórios,* de quebrar automatismos anestesiantes, permitindo a percepção da riqueza da própria subjetividade, da existência de outros canais de explicitação, de outros modos de funcionamento ou de outros sentidos.

A dança (portanto, o trabalho com as linguagens do corpo) foi o método que privilegiei no trabalho que desenvolvi com o grupo de mulheres da

Zona Leste, e que constitui o experimento central em torno do qual esta pesquisa se realizou.

Numerosos autores e terapeutas foram aliados importantes tanto na busca do método quanto na avaliação do processo ou de momentos do processo.

As contribuições de Felix Guattari, Gilles Deleuze e Suely Rolnik foram de extrema valia na elaboração teórica dos sentidos desta intervenção, na formulação e no embasamento de uma proposta em TO.

2
A Terapia Ocupacional como Produção de Subjetividade

Foi a partir de minha participação nos cursos da professora Suely Rolnik e, depois, nas atividades organizadas pelo Núcleo de Estudos e Pesquisas em Subjetividade, da PUC-SP, que pude repensar renomear e reelaborar tanto minha experiência passada no campo da TO, quanto a experiência em curso que eu começava a desenvolver com as mulheres da Zona Leste.

Foi nesses trabalhos que encontrei, também, uma teoria da subjetividade, a partir da qual pude orientar especificamente minha intervenção na experiência que estava desenvolvendo.

Nesse conjunto de reflexões teóricas encontrei algumas ferramentas conceituais que me permitiram repensar não só o lugar e o sentido das práticas em TO, mas também o próprio trabalho com o corpo (que já vinha realizando) como um instrumento na construção da subjetividade.

Não é objetivo deste livro tratar da complexidade teórica e da extensão dos temas que constituem a teoria da subjetividade, tal como está posta nos trabalhos de Felix Guattari, Gilles Deleuze e Suely Rolnik, mas identificar nos textos os elementos teóricos que serviram de instrumento na elaboração dos sentidos que habitavam minhas inquietações e intuições no campo da terapia ocupacional. Tais construções teóricas vieram ao encontro das experiências práticas que eu desenvolvia e me forneceram respostas em relação àqueles pontos que me pareciam fundamentais em meu trabalho terapêutico. Foram estes pontos que se delinearam de modo mais consistente ao longo da experiência que desenvolvi na Zona Leste, e mesmo posteriormente, na análise que faço daquela experiência.

2.1. O Conceito de Subjetividade como Devir

Existem alguns conceitos prévios que definem o campo em que o conceito de subjetividade, na obra de Felix Guattari, vai se delinear. Esses conceitos permeiam as obras de Guattari, mas nos textos escritos por Suely Rolnik muitos de seus sentidos tornaram-se mais claros para mim. Particularmente, no "Comentário sobre o vídeo da pulsão", apresentado no Simpósio sobre Pulsão (1992). Podemos perceber, tal como nos coloca Suely, que o conceito de pulsão em Guattari está ligado à existência, à construção da existência, ao que ele chama de *maquínica da existência*.

Segundo Suely, "Pulsão, para Guattari, é esta heterogênese. É vontade de perseverança no ser (*conatus*), vontade de efetuação da vida, vontade de potência, que é potência de afetar e ser afetado". O sujeito, assim, vai se construindo na existência, a partir do que foi chamado de conexão entre fluxos ou agenciamentos maquínicos, na invenção de territórios existenciais.

Para Guattari, continua Suely, a pulsão "é uma vontade de efetuação da vida feita de uma vontade de conexão (sempre mais), de 'complexificação' e de diferenciação". Para ele, não existe o dualismo morte/vida (pulsão de morte como destruição *versus* pulsão de vida como construção): pulsão é sempre vontade de potência, mas essa vontade pode vingar em diferentes graus, podendo mesmo chegar ao grau zero (morte). Pode acontecer, assim, uma fraca potência de atualização em território existencial, fraca potência de agenciamento e conexão entre fluxos.

Tal potência de efetuação da vida, em sua multiplicidade de possibilidades e intensidades, se realiza na existência como efeito do encontro com o outro, com a alteridade, a diversidade, encontro que se dá no mundo e que o constitui.

Assim, a concepção tradicional dualista entre pulsão de vida e pulsão de morte, do ponto de vista de Guattari, se reequaciona: não se trata mais de duas tendências, mas de várias, a partir desse outro lugar de compreensão.

A construção da subjetividade, pensada sob a óptica da existência como devir, está ligada a um processo permanente de vir-a-ser no mundo, nos embates do sujeito com a alteridade, nos quais o sujeito vai se constituindo a partir desses encontros que, produzindo mudanças, turbulências, vão produzindo novas formas de existir.

Desse ponto de vista, não há um sujeito previamente dado, constituído, que entra em relação com a exterioridade; o próprio sujeito é agora colocado como *sujeito-objeto*, como simultaneamente si-mesmo e outro, já dado e por fazer. A subjetividade, assim, é entendida de forma dinâmica, processual, resultado do encontro entre os corpos e suas buscas de sentido.

Por outro lado, o objeto, tal como o concebe Guattari, é exatamente aquele estranho-em-nós, "(...) estranho que se produz na turbulência provocada pelo choque do encontro com fluxos, não só humanos, e que não preexiste ao encontro. Objetos e sujeitos se criam ao mesmo tempo" (Rolnik). Cada corpo afeta e é afetado pelo outro, e é isso o que produz turbulência e transformação irreversíveis em cada um deles. A alteridade seria justamente essa condição de afetar e ser afetado, e é desses choques que a subjetividade se faz e se refaz permanentemente. Existiria, assim, um permanente processo de subjetivação (Guattari e Rolnik).

Ora, essa concepção dinâmica do processo de subjetivação veio de encontro às críticas que eu tinha em relação à concepção dominante em TO, da atividade como *ocupação,* e me permitia repensar os sentidos da atividade sob perspectiva totalmente diferente.

O Caráter Social da Subjetividade

Em *Micropolítica:* cartografias do desejo, Guattari e Rolnik (1986) nos dizem que "não existe uma subjetividade do tipo 'recipiente' em que se colocariam coisas essencialmente exteriores, as quais seriam interiorizadas". Essas coisas dizem eles, "são elementos que intervêm na própria construção do que ele chama de uma subjetivação inconsciente".

O que Guattari discute, ao longo de toda a cartografia, é o que ele chama de uma subjetividade dominante de ordem capitalista.

Não é minha intenção aprofundar-me especificamente nesse conceito, mas pontuar alguns dos sentidos desta ordem, na medida em que, em minha prática, pude observar e trabalhar justamente com alguns de seus componentes.

Para ele, a ordem capitalista produz os modos de relações humanas até em suas representações inconscientes: os modos como se é ensinado, como se trabalha, como se ama, como se trepa, como se fala etc. Ela fabrica a relação com a produção, com a natureza, com os fatos, com o movimento, com o corpo, com a alimentação, com o presente, com o passado e com o futuro — em suma, fabrica a relação do homem com o mundo e consigo mesmo.

No interior dessa ordem, a produção da subjetividade individual é comandada por um paradigma social de subjetividade que, dadas as características da ordem capitalista, se realiza enquanto uma matriz de subjetividade modelizadora, serializante, homogeneizante, que obstrui os processos capazes de ensejar a diferença e a singularização.

A Subjetividade como Processo de Singularização

A essa máquina, produtora desse tipo de subjetividade homogeneizante, Guattari opõe a idéia de que é possível desenvolver modos de subjetivação singulares. O que ele denomina de processos de singularização são aqueles processos que resistiriam a essa subjetividade dominante, construindo outros modos de sensibilidade, de relação com o outro, outros modos de criatividade — processos que vão mais ao encontro do desejo, o que ele chama de gosto de viver ou vontade de construir o mundo em que vivemos.

Assim, se de um lado os indivíduos vivem essa subjetividade dominante numa relação de opressão e alienação, submetendo-se a essa subjetividade tal como a recebem, podem por outro lado, numa relação de expressão e criação diferente, vir a se apropriar dos seus componentes, produzindo-se o que Guattari chama de singularização. No entanto, todo o movimento da subjetividade dominante avança no sentido de bloquear toda e qualquer manifestação singular, nos mais diversos níveis, campos e ocasiões. Guattari diz que tudo o que é do domínio da ruptura, da surpresa e da angústia, mas também do desejo, da vontade de amar e de criar deve se encaixar de algum jeito nos registros de referenciais dominantes; e termina dizendo que há uma tentativa permanente de eliminação daquilo que ele chama de processo de singularização e é nestes embates e na busca das fissuras potencializadoras de vida que Suely, outros e eu, no meu campo prático, procuramos compreender e navegar.

O Homem Contemporâneo — A Subjetividade em Crise

Ao longo da obra de Guattari e, particularmente, nos textos de Suely Rolnik, encontramos uma série de discussões acerca do homem contemporâneo e sua crise atual. Há todo um trabalho realizado ali e no próprio Núcleo de Subjetividade, como uma rede de aliados, que busca pensar a qualidade da existência, os seus possíveis modos, a busca permanente de novos territórios existenciais e, assim, a possibilidade de uma mudança efetiva no campo social.

No texto "Subjetividade e história"(1992), Suely traz uma idéia para mim central na compreensão desta problemática, que consiste no fato de considerar que a subjetividade moderna se funda no que ela chama de uma esterilização da vida, em sua essência processual. Discute também os conflitos que surgem para o sujeito ao longo desse processo. De um lado, o terror que vive frente a qualquer turbulência ou movimento em seu território, dominado que é pela imagem que tem de si mesmo como uma totalidade homogênea — sua ilusão de completude — que faz com que, embora a realidade de sua vivência o faça constatar a precariedade, a incompletude que o caracteriza, mesmo assim persevere nesse ideal de totalidade como algo que pode vir a ser atingido. Isso o leva a fugir, a evitar as situações e encontros que dão ensejo ao singular, pelo medo que experimenta da marginalização que pode advir àqueles que ousam experimentar modos de existência singulares.

Mas, ao mesmo tempo em que esse movimento paralisa o sujeito e leva à reiteração da subjetividade dominante, ele constantemente vivencia a presença do inconsciente se manifestando, pondo em cena o que Suely chama de *o estrangeiro-em-nós*, a partir do qual se engendram linhas de virtualidade que demandam se expressar, tomar corpo e ganhar existência, pela criação/invenção de outros modos de viver.

Ela diz que cada um de nós, hoje, é feito de uma briga ferrenha entre, de um lado, um agonizante homem moderno, porta-voz ou cavalo de seus fantasmas, fazendo de tudo para sobreviver e, de outro, um homem contemporâneo, porta-voz ou cavalo de seu estrangeiro, fazendo de tudo para advir.

Temos, assim, um embate entre duas formas de subjetividade: em primeiro lugar, a subjetividade moderna, fundada no século XIX, em que o sujeito é prisioneiro da imagem de uma individualidade já dada, estável, em que o estranho é uma ameaça; em segundo lugar, a presença potencial de uma nova subjetividade, essencialmente processual, em que o si-mesmo constrói-se permanentemente, tornando-se sempre outro nesse processo.

Caráter Ético-Político das Práticas Terapêuticas

É novamente Suely Rolnik quem chama a atenção para a responsabilidade ética e política do analista na produção/construção da nova subjetividade. Chama a atenção também para o fato de que a possibilidade de mudanças sociais depende da emergência de uma nova subjetividade.

Penso que essa dimensão diz respeito não somente às práticas analíticas, mas a todas as práticas terapêuticas que atuarem no sentido de dar acesso a um processo de singularização.

Foi a partir dessas considerações, e já atenta aos efeitos de um padrão de subjetividade que oprime, restringe e empobrece a existência em suas múltiplas manifestações, que se desenvolveu minha experiência com as mulheres da Zona Leste.

Ao longo deste trabalho, e nesses últimos anos, procuro repensar certas práticas ligadas ao conceito de atividade, particularmente o trabalho com o corpo e a (re)criação de suas formas de expressão, como instrumento que pode atuar no sentido de dar ensejo a processos de singularização.

Terapia Ocupacional — Novas Conexões e Novos Sentidos

Ao iniciar a experiência com as mulheres da Zona Leste, eu já havia me aliado a alguns autores e pessoas, principalmente nos campos da educação (Paulo e Madalena Freire), da dança (Naíza de França), do esporte educacional (Kanishi Sato), que buscavam, em seus estudos e práticas, uma apropriação do sujeito em relação às suas possibilidades de inventar, utilizar e descobrir seus próprios recursos e sua criatividade.

Mais tarde, a partir de minha análise pessoal e do processo de descoberta das teorias de Guattari, Deleuze, Suely Rolnik e outros, é que fui encontrando um suporte, no campo da psicologia, para reafirmar minhas idéias e nortear ainda mais minhas intervenções em terapia ocupacional.

Insatisfeita com o conceito de atividade, vislumbrei a possibilidade de que, em TO, também fosse possível atuar tal como se pensava na clínica proposta por Guattari, Suely e outros, ou seja, que a escolha de uma atividade em TO, enquanto possibilidade de encontro com o outro, pudesse também seguir no sentido de uma busca de conexões efetuadoras de vida. Ora, as artes e o corpo com seus diversos recursos de captação, expressão e comunicação poderiam processar esse resgate, tendo em vista uma atualização permanente de si na criação de outros territórios existenciais, outros modos de subjetivação, outros universos. Ou, pelo menos, o que já me parece bastante, auxiliar o sujeito na percepção de seus modos de existência e abrir consciência para a percepção das forças bloqueadoras do devir.

Suely fala da utilização de recursos para potencializar a vida. Na TO, na forma como a penso, trabalho justamente um território de oportunidades expressivas em que se podem levantar questões e propiciar agenciamentos com diversos materiais, com o próprio corpo e com o outro.

O corpo seria, pois, um lugar importante na percepção das próprias capturas e do efeito de um processo serializante de subjetivação, voltada para a anestesia e paralisia do sujeito, podendo, por outro lado, tornar-se um campo de experimentação permanente, enquanto lugar de acolhida do estranho-em-nós e busca de novas conexões.

Assim, o terapeuta ocupacional poderia atuar, no campo da atividade, como um intercessor na emergência do estranho, do novo, que torna possível desconstruir espaços de territorialização opressiva; no agenciamento de novos encontros com outros sujeitos, com objetos, com o próprio corpo, que atuem como caminhos na direção de uma singularização; na utilização dos recursos de expressão — corporal e outras — como processos de inscrição e instauração de novas dimensões da subjetividade.

Veremos no relato da análise da experiência como estes processos puderam acontecer.

3
A Emoção, o Corpo, a Criação — Um Histórico de Minha Vivência com a Dança

Não é possível retomar os sentidos que marcaram minha relação com a questão da atividade em TO, e, mais particularmente, suas implicações na produção da subjetividade, sem resgatar os momentos biográficos de minha relação com a dança.

As imagens mais antigas que me vêm à mente, quando busco resgatar minha relação com a dança, é a da menina que entre cinco e sete anos dançava na sala de casa. Única filha mulher, criava minhas próprias brincadeiras. Lembro-me do gosto que sentia pela música, pelo inventar passos, criar coreografias, envolvida nas possibilidades de movimentos de meu corpo. O corpo era o instrumento de minha brincadeira e o jogo solitário que eu podia fazer, sem necessariamente estar acompanhada por outra pessoa e sem precisar de qualquer outro "material".

Lembrar a entrada na academia de balé traz a recordação de meus primeiros sofrimentos, relacionados a técnicas denominadas, em geral, de dança, e à dinâmica de muitos relacionamentos em sala de aula; talvez tenham sido, entre outros fatores, essas primeiras experiências que me levaram a pensar mais tarde em outras maneiras diferentes do que eu havia vivido de estar e acompanhar outras pessoas em minha prática profissional. Nesse lugar, as aulas eram divididas de acordo com a proposta, ou seja, existiam as aulas de barra, no centro (seqüências de passos sem a barra) e no chão.

O que me parece importante pontuar é que as aulas eram rigidamente marcadas. Nunca se perguntava a qualquer aluno sobre sua vontade de experimentar este ou aquele exercício, ou sobre o local em que gostaria de ficar na sala, ou melhor, não havia em nenhum momento qualquer tipo de conversa. Não havia qualquer explicação ou busca de entendimento dos significados dos "exercícios" (talvez nem a professora soubesse). O que importava era a execução do esquema previamente montado, o treinamento do corpo, buscando determinada forma. Por exemplo: os chamados *jetés*, em que as alunas cujas pernas estivesse mais altas e "devidamente posicionadas" eram valorizados pela professora e pelo grupo "naquela dança".

Recordo-me de momentos em que, quando a professora me voltava as costas, eu descia da ponta dos pés (usava, desde alguns anos, a sapatilha feita de gesso) por causa da dor que aquele exercício provocava. Hoje percebo as seqüelas em meu corpo (aquelas sapatilhas me faziam bolhas nos pés) e no próprio psiquismo, pois tratava-se sempre de uma proposta totalmente desvinculada do que poderia surgir como necessidade ou vontade.

Mas o que esse distanciamento da busca de sentidos dos próprios desejos e necessidades poderiam ter a ver depois com os processos impeditivos ou possibilitadores da criatividade? E por que considero esses aspectos tão importantes para a terapia ocupacional? Essa questão já foi levantada por Klauss Vianna (1990), ao fazer observações sobre as aulas de clássico em geral: falta de conversa, de esclarecimento, de troca de opiniões entre os envolvidos no trabalho e um total desconhecimento do que é e para que serve cada exercício.

Nessas aulas, a emoção e os sentimentos simplesmente não eram citados ou vistos atentamente em nenhum momento. Então, como considerar o sujeito, se a visão de homem existente é fragmentada e superficial, apenas se reforçando uma idealização da forma e do belo?

Lembro-me também de momentos em que ocorriam gozações e uma desconsideração nítida do professor por determinadas alunas, quando surgiam desajeitamentos, medos ou movimentos que não correspondiam à forma esperada (às suas expectativas!!!). Por exemplo: minha prima, que também me acompanhava nessas aulas, ao realizar um *pas de deux* com um bailarino convidado, sentiu-se muito desajeitada, por ter um peso um pouco acima do das outras alunas. O bailarino teve dificuldades em colocá-la em seu ombro, muitos alunos riram (talvez eu mesma), não se dando qualquer acolhimento aos sentimentos que poderiam ter surgido, como vergonha e desvalorização, e também sem que o professor tomasse qualquer atitude a respeito.

Outra lembrança similar aconteceu quando três de nós (eu, minha prima e outra aluna), consideradas as "piores", nos aproximamos do centro da sala, para apresentar determinada seqüência de passos. Ao menor erro de seqüência ou direção, éramos literalmente ofendidas com apelidos grosseiros e berros.

Essa era a "educação" do meu corpo e os meus primeiros contatos com o que era denominado "dança", fora de casa. Uma outra dose de sofrimento e prazer se dava com os relacionamentos no grupo e, mesmo entendendo que talvez ali, naquele espaço, não era dado ou não se tinha a intenção de se pensar ou trabalhar as relações entre as pessoas do grupo, dinâmicas se estabeleciam e interferiam na minha vida. Principalmente porque estávamos crescendo, repletas de inquietações, anseios, inseguranças, medos...

Fui percebendo que ali, naquela academia, e em tantos outros espaços, o trabalho de pelo menos observar o que acontecia com as relações interpessoais era absolutamente inexistente. Inveja, competição entre alunos, atitudes de desprezo nem eram objeto de preocupação. Ao contrário, eram reforçadas pelos comentários do professor, que valorizava e desvalorizava essa ou aquela criança, tal como exemplifiquei anteriormente. Tais observações fizeram com que, mais tarde, eu procurasse estar atenta a esses aspectos em qualquer trabalho sob minha coordenação, procurando resistir e apontar, seja no campo da minha prática profissional ou em outros espaços, os processos em que ocorre a construção de uma subjetividade que produz os chamados eleitos, deixando de lado, obviamente, aqueles que não correspondem ao modelo, às expectativas.

Sem dúvida, esses foram pontos-chave que me aproximaram das análises sobre os processos de subjetivação realizados brilhantemente por Guattari e Rolnik, entre outros, abordados no capítulo anterior e que me ajudaram a nomear e colocar em palavras minhas idéias na construção de um eixo metodológico para a prática que vinha realizando em terapia ocupacional.

As relações de poder existentes entre professor-aluno, aluno-aluno e aluno-grupo não sofriam qualquer processo de reflexão ou avaliação. Isso acontecia naquela academia e, a meu ver, acontece na maioria delas, nos espaços onde se pretende ensinar a dança e trabalhar com o corpo.

Havia, no entanto, um momento em que me sentia mais livre e que percebia um certo reconhecimento da professora. A cada mês, principalmente depois dos primeiros anos, o aluno deveria criar a coreografia em sua própria casa para ser apresentada em sala de aula. Poderíamos escolher a música, a seqüência de passos, enfim, tínhamos maior autonomia e possibilidade de criar.

A lembrança de uma sensação de prazer permanece até hoje, quando me recordo de um de meus trabalhos. Eu havia escolhido uma música do compositor Marcos Vale, em português, que falava de um "herói". Lembro-me de que o trabalho de criação com essa música foi muito rico. Nesse tipo de proposta, havia um espaço para a junção entre minha vontade, minha necessidade (mesmo que não consciente) e a possibilidade de expressar o que brotava de meu interior. A própria escolha daquela música tinha a ver com minhas fantasias, tema de meu mundo naquele tempo.

Talvez aquele fosse um dos poucos momentos em que esse processo (criação, expressão, ligação entre meu mundo interno e os movimentos do meu corpo) podia acontecer, diferentemente das aulas de barra, centro ou chão, cuja disciplina não vinha de mim, mas me era inteiramente imposta. Uma disciplina que, por vezes, beirava o que Foucault (1984) discute em "Os corpos dóceis": "uma disciplina militar, onde encontramos facilmente sinais de grande atenção ao corpo, que se manipula, se modela, se treina, que obedece e responde".

Nas criações de minha autoria, eu me autorizava um pouco mais a fazer o que tinha vontade, brincava com meu corpo, me experimentava. Lembro-me, ainda, tal como aconteceu com aquela música de Marcos Vale, que esse processo de criação de coreografia era longo e se fazia passo a passo. Vez ou outra, eu procurava escrever o que queria dançar (passo, lugar da sala em que realizaria esse ou aquele movimento), procurando seguir, com meu corpo, o ritmo e os sentimentos da música escolhida. No entanto, hoje posso perceber que muitos passos já estavam automatizados dentro de meu repertório de movimentos e que havia uma preocupação em relação ao produto do meu trabalho. Não que os resultados não tenham uma importância, porém a ansiedade e as expectativas, sem dúvida, bloqueavam e dificultavam a vivência e a elaboração de todo aquele processo de criação. Uma outra questão a ser pensada e com que me deparo freqüentemente na minha prática profissional, ou seja, com tudo aquilo que foi introjetado dentro de cada um de nós pela nossa cultura, pelos modos de subjetivação vigentes e que se tornam muitas vezes ondas impeditivas nos processos de conhecimento e experimentação para invenção de outros modos e formas de estar e ser no mundo. Talvez seja desses mesmos embates que nós, humanos, nos constituímos.

Um último ponto, que vejo como fundamental e que me acompanha como um entendimento sobre a atividade de dançar, diz respeito ao fato de que, muitas vezes eu dançava como se essa dança, meu corpo e a música viessem de mim e, ao mesmo tempo, me fizessem companhia. Recordo-me do gosto em experimentar-me em meu próprio corpo e do prazer em movimentá-lo, quando podia fazê-lo mais livremente. Mais tarde, percebi que a dança, entendida como momento de criação, passou a ter um papel central em minha vida. Passou a ser vista e vivida como necessidade básica e como responsável por parte importante de minha formação.

Com o decorrer do tempo, naquela academia, senti vontade de me desligar do curso (mais ou menos no quinto ano). Eram oito anos, mas os sofrimentos aumentavam, à medida que me sentia incapaz de corresponder às expectativas da professora, além de me sentir mal com a competitividade acentuada em sala de aula.

Eu estava entrando no período de adolescência, quando o corpo vai se alterando fortemente e as dinâmicas que vivia — desde a entrada na academia de balé — deixavam marcas que, às vezes, retornam até hoje. Questões delicadas e difíceis, pois envolviam o significado do reconhecimento e do acompanhamento daqueles que nos cercam desde cedo na vida, fato tão importante na formação da personalidade e na constituição de si próprio.

Essa vivência pessoal, com seu peso negativo, serviu de base para minhas reflexões posteriores sobre educação, pedagogia e concepção de trabalho. Por meio dessas reminiscências, é possível perceber alguns elementos sobre a origem de minha preocupação em estar atenta às relações interpessoais, às necessidades individuais, às questões do valor da emoção, do corpo e da criação.

De qualquer forma, o tempo daquele curso terminou e me vi diante da dúvida: o que faço comigo, com meu corpo, com minha vontade de me movimentar e dançar? O que importava é que sentia que a dança me permitia (quando me era possível) um contato comigo mesma, descobrindo e criando a partir de meus limites e de minhas possibilidades.

Mas retornando à minha história com a dança, despedi-me definitivamente do balé clássico da forma como o havia experimentado, iniciando os contatos com outras técnicas, principalmente com as do moderno e do *jazz*. Acreditava, ainda, que por esse caminho eu poderia me sentir melhor, mais à vontade com meu corpo, poderia talvez acreditar mais em mim. Os trabalhos de criação apontavam o sentido da identificação com aquelas danças.

Somente bem mais tarde fui compreender que, mesmo possuindo algumas qualidades tais como coordenação, ritmo e gosto pela música, que me favoreciam executar o passo do moderno ou do *jazz,* a relação professor-aluno e a forma de trabalhar o corpo se assemelhavam, muitas vezes, às do balé clássico, só que com outra face. Havia as protegidas do professor e os excluídos de sua atenção e pouquíssimo espaço para a experimentação do próprio corpo pelos alunos, do seu jeito, com seus recursos e ritmos. O grupo era visto, ainda, como massa indiferenciada, sem histórias individuais, angústias e sentimentos.

Nesse período, por volta de 1979/80, além da Faculdade de Terapia Ocupacional, uma viagem ao exterior me apontava outro caminho, com vivências que são responsáveis por muitas alterações de meus conceitos sobre a dança e as formas de trabalhar e ver o outro.

Algumas dessas vivências se relacionaram à minha ida a Trieste, cidade onde existia a Lei 180, que impedia a construção de manicômios e todo um trabalho de abertura para que o chamado "louco" resgatasse o seu espaço como ser social.

O contato com o chamado grupo "excluído" e com pacientes portadores das mais diversas deficiências, com dinâmicas e histórias complexas me questionaram enquanto pessoa, alterando minha sensibilidade. Eu ia conhecendo diferentes modos de existência, tal como nos diz Guattari, uma subjetividade que ia sendo formada por meio de práticas que eram fruto do encontro entre a população da cidade, os "excluídos", os voluntários, enfim, entre todos os que habitavam aquela cidade. Essas alterações, sem dúvida, repercutiram em todas as áreas de minha vida, inclusive na dança.

Além disso, a proposta de Trieste apresentou-se como um tipo de trabalho bastante forte e emocionante. Tanto os profissionais quanto todos os envolvidos no processo tinham muitas idéias, inventando sempre novas possibilidades de trabalho em saúde mental, sendo essa possibilidade de invenção e criação de cada sujeito especialmente valorizada.

Festas eram feitas no lugar onde o manicômio havia existido; um barco a vela foi construído para e pelos pacientes, procurando-se, de forma muito séria e bastante discutida por todos, não favorecer a exclusão dos indivíduos, mas antes incluí-los cada vez mais em projetos comuns que poderiam responder às suas necessidades e vontades.

Mas o que essas vivências tiveram a ver com o meu retorno à dança? Quando volto ao Brasil, e retorno para o último curso de *jazz* que havia feito antes de minha viagem, me vi diante de uma situação muito delicada. Meu corpo estava fora dos padrões estabelecidos para aquela dança e, conseqüentemente, ali eu não poderia ter direito à atenção de meu professor, como anteriormente. Hoje percebo que, se já é difícil ao professor de dança, na maioria dos casos, dar atenção e estabelecer uma conversa e um vínculo afetivo com cada aluno, a situação específica em que meu corpo se encontrava piorava ainda mais a nossa comunicação.

Surgiam, assim, muitas angústias sem lugar de escuta; sentindo-me, talvez, no lugar de "excluída", com todos os seus desdobramentos, comecei a me sentir desvalorizada e a me desvalorizar. Minhas questões íntimas não tinham lugar naquele espaço.

Hoje, avaliando esse período, percebo que essas vivências e o que eu via e vivia na minha própria pele me apontavam para rever e repensar os percursos feitos até então, começando a alterar a leitura de diferentes situações de minha vida: da família, da prática profissional e do campo da dança.

Paralelamente, eu iniciava efetivamente o trabalho como terapeuta ocupacional em psiquiatria, continuando a confrontar-me com diferentes histórias de vida de pacientes, que me faziam entrar em contato com os afetos e com a complexidade de um mundo psíquico tão presente quanto desconhecido. Via as conseqüências de vivências bastante difíceis de muitos deles, principalmente devido à impossibilidade de conversa, de atenção de um outro, ao longo de suas vidas, que pudesse acompanhar seu desenvolvimento, repleto de contradições e dificuldades.

Na enfermaria feminina do HC, onde realizávamos reuniões de reflexão acerca dos pacientes, era nítida a necessidade e a vontade de trocar idéias, de falar da vida e de expressar sentimentos como angústia, tristeza, dúvida, autodesvalorização etc., que estavam talvez tamponados havia muito tempo. Além disso, a vida dos pacientes, regulada a partir das normas e da moral da instituição, tornava-os cada vez mais distantes de si mesmos e de novas perspectivas.

Para Basaglia (1981),

> A ausência de projeto, a perda de um futuro, estar constantemente em dependência dos outros sem a mínima iniciativa pessoal, ter o dia-a-dia organizado somente no tempo ditado pelas exigências organizativas que não dão conta do individual e das circunstâncias particulares de cada um: este é o esquema institucional sobre o qual se articula a vida no asilo.

Essas situações apontavam, mais uma vez, para a necessidade da arte como instrumento de comunicação.

Assim, a terapia ocupacional, na forma como vinha sendo compreendida por mim, poderia possibilitar, para aqueles grupos, uma abertura nesse sentido. O desenho, a pintura, o trabalho com o barro, recursos de expressão muito utilizados em TO, eram canais possíveis para essas conversas. Eu via também a importância de conteúdos internos poderem emergir e ser conhecidos. Além disso, a importância do resgate da própria história e tantos outros aspectos...

Nesse sentido, a dança, que fazia parte de minha vida, não poderia permanecer desvinculada de todo esse processo. Mas como incorporá-la? Como uni-la? Como torná-la acessível e agradável, e não mais uma vivência punitiva e desvalorizante para mim e para todo e qualquer sujeito que sentisse vontade e curiosidade em dançar?

Que dança seria essa? Como eu poderia repensar esse conceito depois de tantas vivências, repletas de sentimentos contraditórios? E, mais tarde, como (re)afirmar definitivamente a dança, o corpo com seus movimentos e potencialidades, como atividade predominantemente humana e por isso mesmo um instrumento possível nas práticas de terapia ocupacional?

Depois de algum tempo e após experienciar alguns cursos, encontrei um em que as pessoas podiam brincar e improvisar com maior liberdade.

Ali era dada maior importância aos exercícios de consciência corporal, mas ainda havia uma total predeterminação do que iria ser trabalhado, o que entrava às vezes em choque com minhas necessidades e vontades, ou com o que poderia surgir como proposta.

Vivenciei, nesse período, um fato decisivo no questionamento de minhas ações: percebi o momento em que a necessidade do professor, aquilo que ele queria descobrir, para si e em si, atropelava e dificultava sua percepção daquilo que o grupo de alunos solicitava em termos de continuidade de seu processo de aprendizado. Para mim, qualquer tarefa de ensinar e/ou acompanhar pacientes/clientes na prática profissional exigia um trabalho de autoconhecimento, para tratar também desse tipo de *engano*, ou seja: o profissional está ali para fazer o quê? Qual o seu papel, suas funções, suas tarefas?

Essa observação distanciou-me dessa proposta pela ausência de um trabalho de auto-avaliação aprofundado da parte daquele que ali está para uma tarefa de ensino, de dança ou de qualquer outro campo.

No último momento dessa etapa, iniciei meu contato com Naíza de França e com seu trabalho de dança, que respondia e vem respondendo a muitas das minhas questões, alterando-as e redimensionando-as.

Cabe ressaltar que, por um tempo, permaneci dividida entre essas duas últimas propostas, diferentes em sutilezas, mas aos poucos foi ficando cada vez mais forte minha identificação com a de Naíza. Atualmente, essa é a base de meu trabalho, que será discutida posteriormente com maiores detalhes.

4
O Trabalho Proposto por Naíza de França

O método proposto por Naíza de França segue, segundo ela, três pontos principais que se desdobram e se interligam. São eles: *crítica, pesquisa* e *criação*.

Naíza de França coloca que todo conhecimento se processa a partir da experimentação e de sua posterior reflexão, e utiliza um método que se constitui no que ela chama de desenvolvimento de certas atitudes e práticas.

Esse método se apresenta a partir de pequenas sutilezas que vão acontecendo na relação entre o profissional e aquele que vem em busca de "algo" (que, no início, pode estar totalmente indefinido: porque gosta de dança, ou porque se foi encaminhado por outra pessoa etc.).

Em primeiro lugar, apesar de o método exigir e implicar uma grande disciplina, com pressupostos muito claros, o trabalho vai sendo construído a partir da relação, individual ou em grupo, conforme a proposta, passo a passo, num movimento processual. Não há um *a priori* (e é isso que me parece novo em relação a todos os trabalhos de dança que conheci ou de que ouvi falar até então), uma antecipação do que será vivenciado a cada encontro. Se existir esse *a priori*, tanto o profissional quanto o sujeito da intervenção podem vir prevenidos e é justamente isso que pode bloquear ou impedir o desenrolar dos acontecimentos.

Há, sim, a percepção de algumas necessidades, a compreensão do que vai acontecendo e do que vai-se passando pelos sujeitos envolvidos. Pode até existir um leque de possibilidades, em termos de idéias para possíveis experimentações, que vão surgindo no decorrer do contato entre as pessoas, mas o lugar do imprevisto, do encontrar para poder ver e o abrir-se para a percepção das necessidades tornam o percurso único, intrigante e bastante criativo.

Falar um pouco de minha própria experiência e da de outros colegas pode tornar possível entender melhor e esclarecer as influências da metodologia proposta por Naíza de França, no trabalho que realizei na Zona Leste em terapia ocupacional.

Reinaldo Gomes da Silva (1988), um outro aluno que esteve catorze anos próximo a essa professora, nos diz: "Com ela fui percebendo o que é chegar para si mesmo, para o outro e para o espaço, percebendo pulsações, ritmos, desejos, dando movimento a cada um deles, com força e energia, com a preguiça, o sono, o sofrimento que eu conseguia naquele dia, naquela hora."

Ela dizia: "Aqui e agora, o que o corpo pede para fazer? Tragam para cá a perna que ficou esquecida no ônibus, dancem como puderem os 'cineminhas' que vocês têm na cabeça." Horas depois: "Não paralisem, se deixem circular."

A Existência de um Corpo ao nosso Próprio Serviço*

Conforme já relatei, eu vinha vindo de experiências com a dança num percurso de muito gosto e interesse por essa forma de expressão, mas repleta de inquietações e dúvidas relacionadas às propostas existentes. A primeira vez que ouvi falar de Naíza de França foi justamente por intermédio de Reinaldo, que denominava sua proposta expressão corporal.

Por volta de 1986, surgia na Escola da Vila um curso chamado "A Questão da Dança", que seria coordenado por essa profissional. Um curso sobre dança? Alguém que pensa e quer falar sobre esse assunto? Não é freqüente, especificamente nessa área, pessoas que se disponham a refletir com profundidade sobre o tema.

Lembro-me de que, logo no início do curso, havia uma proposta de que cada participante falasse um pouco de sua história com a dança. História? Alguém que me perguntava e me possibilitava lembrar e contar minha história com a dança?

Cada participante falou um pouco de si. As pessoas, inclusive eu, se emocionavam ao contar fatos, prazeres e dores relacionados ao contato

---

* O que aparecer em destaque no texto são as considerações que fui buscar entre as anotações feitas nos encontros com Naíza.

com essa arte. Em mim, a emoção de poder falar sobre algo de que mais gostava na vida.

Depois de alguns encontros, algumas pessoas quiseram dar continuidade ao contato com Naíza. Fui uma delas. O grupo era composto por cerca de seis pessoas e a proposta seria, agora, que cada um contasse cenas de sua história, utilizando-se de todas as formas de expressão (o gesto, o desenho, a música, a palavra, etc.).

No dia de minha apresentação, a cada lembrança, Naíza me pedia que mostrasse com o corpo todo, pelo gesto, pelo movimento, aquilo que ia contando por meio da palavra. Levei também fotografias minhas relacionadas à dança: uma dança "hassídica" que fiz numa apresentação de escola sobre o "Violinista no telhado", e outra, vestida de "soldadinho de chumbo", com sapatilhas de ponta, em uma apresentação de clássico.

Por onde andei? O que havia aprendido? O que pude perceber em termos de autoconhecimento durante meu percurso com a dança?

(Re)lembrança viva de vivências anteriores — (re)criações

Depois dessa etapa em grupo, na qual a história pessoal de cada um era o que realmente importava, resolvi dar continuidade ao trabalho de forma individual. Era a primeira vez que via alguém trabalhando a dança daquela maneira.

Realizo esse trabalho há cerca de sete anos.

No início, um grande estranhamento. O fato de trabalhar a dança com outra pessoa, que ia me devolvendo, fazendo voltar para mim o que ela via. Uma profissional que realmente procura dar atenção a mim e às minhas necessidades. "O que te assusta é minha ternura e minha sinceridade...", disse Naíza de França, logo nos primeiros encontros.

Aliás, um dos pontos metodológicos consiste justamente no fato de o profissional colocar o que vê e percebe da pessoa que está vivenciando a proposta. Assim, a cada dia que eu entrava ali, percebia que muitos objetos mudavam de lugar. A sala tinha uma movimentação que me "assustava". Tudo no lugar e cada coisa em seu lugar, era mais ou menos com essa idéia que eu vinha. "Sim, mas as coisas não mudam de lugar sempre, a cada dia? A cada momento? Um dia não é diferente do outro?", dizia Naíza de França.

As pessoas que desciam (havia uma escada para chegar àquele espaço) relacionavam-se com os objetos que ali existiam: bonecos, almofadas, panos... E eu me perguntava: *como o espaço físico, as coisas que há na sala têm a ver com o que vai acontecendo?*

"Neste espaço, do que você gosta e do que você não gosta?", perguntava Naíza, fazendo-me questionar a mim mesma.

Assim, houve a entrada gradual, em minha vida, da percepção de que são impressos no corpo estímulos provenientes de fora, por intermédio dos canais sensitivos (num primeiro momento destaco a visão) que faziam aflorar sentimentos, sensações, fantasias, lembranças as mais diversas. O reconhecimento, a cada encontro, de que o que existe ao meu redor estabelece uma possível conexão com o meu mundo interno. Por e através de meu corpo entram alimentos, cores, formas, imagens, palavras...

Fui percebendo, e este aspecto também se constitui num outro ponto metodológico da proposta, a busca dos vários significados do que vem a ser o corpo: que este era o meu meio, meu instrumento de mediação com o mundo; que o conhecimento se processa através dele.

O reconhecimento do que gosto e do que não gosto, do que sinto em relação às coisas em geral, além de fazer com que eu me voltasse para mim mesma, permitia que eu fosse desenvolvendo uma crítica em relação àquilo que "entrava" em mim e através de meu corpo.

Dizia Naíza: "Um trabalho destes é como reiniciar tudo de novo, voltar a ser criança, (re)aprender a aprender."

Depois de algum tempo, Naíza propôs que eu registrasse as dúvidas que fossem surgindo a partir de nossos encontros. A dúvida passa, então, a ser meu referencial de busca.

Madalena Freire (1983), em seu livro *A paixão de conhecer o mundo*, assim como Naíza de França, também coloca a importância da dúvida na orientação para a pesquisa daquilo que se apresenta como necessidade de conhecer.

Depois de um tempo de trabalho, havia ainda a certeza de que qualquer resposta viria somente com o tempo, no tempo, a partir da vivência do que eu via, sentia e observava. Nesse sentido, cabe ressaltar a importância da experimentação no método de Naíza de França e o papel fundamental do desenvolvimento de uma atitude de avaliação da experiência como forma de aprendizado.

Saúde é ter cuidado, atenção, todos os dias. Querendo falar, ser escutado, contar, alguém para pensar junto.

Saúde — desenvolvimento da capacidade, da possibilidade de ir discriminando o "belo", o "ruim", o "horror". Essas eram algumas de minhas percepções naquele período e que iam afetando as formas com as quais eu vinha entendendo minha prática profissional.

Essa forma de trabalhar a dança poderia ir promovendo minha saúde? A dança, assim compreendida, permitiria uma alteração em minha qualidade de vida? Se isso ocorria comigo, como levar esse trabalho para outras pessoas?

Aos poucos, Naíza me autorizava, tal como comenta Reinaldo G. Silva (1988), em seu texto sobre a vivência naquele trabalho:

> *a me sentir, deixar de imitar (...). Ela ia pedindo para cada um de nós ir sentindo que partes do corpo tocavam a cadeira, depois para escolhermos o canto da sala que tivéssemos mais vontade de explorar naquele momento. Lembro-me do prazer que ia sentindo, da felicidade que me dava a liberdade de poder me movimentar, andar, pular (...) Era tudo muito simples e muito, muito importante, revolucionário, sério.*

Comigo aconteceu um processo similar: a cada encontro, Naíza ia expondo algumas idéias para que eu pudesse entrar em contato com minhas necessidades através de meu corpo. Em que posição, postura, eu gostaria de ficar? O que meu corpo pedia? Pedia para dobrar as pernas? Para esticá-las? Solicitava um alongamento muscular, uma alteração postural? E como estava respirando? E ela pedia que voltasse a atenção para aquele ponto. A respiração parecia ser um dos propulsores dos devires do movimento. "Procure posições que lhe sejam confortáveis, que você se sinta bem", continuava ela.

Havia, assim, um tempo para eu ir chegando naquele lugar, um tempo para reaproximar-me de mim mesma, para voltar a minha atenção para mim. Recuperar-me, *tomar-me em minhas próprias mãos*. Da mesma forma que a sala, o espaço que se alterava a cada dia, eu ia percebendo que aquilo que o corpo pedia também se alterava a cada encontro, a cada momento. Eu nunca sabia de antemão o que poderia surgir, brotar, acontecer. A variedade das coreografias feitas acompanhavam a variedade de meus estados internos e das ocorrências externas.

Eu ia, assim, sentindo e testemunhando, a cada encontro, alterações em minha própria forma de compreender a dança. Pensava nos trabalhos que havia feito até então e (re)avaliava minhas vivências.

Outro ponto bastante importante no método refere-se ao tempo que é dado para a pessoa, como diz Naíza de França, *chegar no espaço*. Somente a partir desse tempo é que a conversa do sujeito consigo mesmo pode ter lugar. Sem dúvida, escutar a si próprio, perceber as necessidades, é um processo complexo que exige tempo e disponibilidade. Naíza vinha e vem ainda me acompanhando nesse percurso...

Depois de um certo momento, Naíza pediu para que eu começasse a registrar minhas percepções do que vivia em nossos encontros semanais.

O que me parece novo e também muito importante no método é o tempo que me é dado para procurar elaborar minhas idéias, relacionadas àquilo que eu vivo. Escrever sobre as experiências tornou-se um meio possível para o processo de elaboração dos conteúdos que afloram continuamente, permitindo outras reflexões acerca das práticas vividas.

Assim, percebe-se que outro ponto do método é a busca do desbloqueio das várias formas de expressão do sujeito, o que permite o conhecimento. Contudo, esse conhecimento não se processa de forma linear. Desenvolve-se numa oposição entre claro e escuro, com suas mais diversas nuances, como num filme branco e preto, onde o foco de luz clareia diferentemente, a cada momento, o que antes estava na sombra.

No final de nossas aulas, Naíza me perguntava o que eu havia ou não compreendido sobre o fato vivido. Reforçava constantemente que algo tornava-se claro e algo permanecia ainda obscuro no processo de conhecimento. O caráter dinâmico e mutável nos processos de consciência tornavam-se, assim, cada vez mais entendidos enquanto processo.

Nesse sentido, e completando essa idéia, o tempo de chegada a cada encontro pode ter um tom angustiante, na medida em que ainda não se sabe o que se poderá criar, perceber e não perceber naquele dia, naquele momento. Há, claro, um processo, um fio que permeia esse desenrolar e segui-lo, concentrada e seriamente, é um dos trabalhos a serem feitos. Às vezes, é difícil, tamanha a voracidade, a dispersão e a falta de disciplina em que nos encontramos.

Trabalhar com esses elementos em nós mesmos, parece-me, assim, um dos pontos fundamentais do método de dança proposto. O trabalho de (re)descobrir e experienciar os sentidos, o trabalho de (re)educá-los, pode alterar de forma significativa essa relação com o tempo.

Quando volto minha atenção a fim de saber e perceber minha necessidade no aqui e agora, parece-me que procuro quebrar a dinâmica da antecipação, do querer saber já, de antemão, o que vai acontecer lá na frente. Se vou podendo, por exemplo, responder a um pedido vindo concretamente de meu corpo, vou deixando que o tempo me leve, processando as ações, tal como, por exemplo, no ato de escrever um texto, quando não se pode de antemão saber o fruto da obra. Assim, acredito que, da mesma forma que o escrever me ajuda a elaborar e criar o informe, o caótico, o corpo, com suas possibilidades sensoriais, me auxilia a conhecer, a discriminar e perceber meu andar vital, pressuposto fundamental em terapia ocupacional, ou seja, a busca permanente da potência de vida por meio dos mais diversos caminhos.

Lembro-me de vários trabalhos que foram por mim vividos nesse sentido. A apresentação de alguns deles visa auxiliar a compreensão do que vem a ser a *(re)educação dos sentidos* e suas possíveis repercussões.

Saborear uma comida com os olhos fechados, ir percebendo seu gosto, sua consistência, perceber como meu corpo vai aceitando ou não a entrada desse alimento; ou, então, depois de um sonho (pesadelo), do qual acordo triste e angustiada, ir acordando, alongando cada parte do corpo, sentindo a existência de meu corpo ali, na cama, fazendo a dança do acordar, depois sentindo os pés no chão, caminhando e tocando sua superfície (o trabalho com o sentido do tato) ou, ainda, escolher e ouvir uma música, perceber seu ritmo, as notas encadeadas, o que ela provoca em meu corpo em termos de gestos, sentimentos, movimentos, tudo isso pode me dar uma dimensão de minha existência e acalmar-me.

Há ainda, nesse trabalho, o que Naíza de França denomina de "o tempo de pausa e o tempo de andamento". Não dá, por exemplo, para escovar os dentes, pentear os cabelos, fazer um telefonema, tudo ao mesmo tempo. Dessa forma, não se estaria presente em nenhuma dessas ações, segundo ela. Na verdade, o que pode ser feito é procurar saborear cada ação no aqui e agora, construindo um percurso, passo a passo, com a conexão contínua entre percepção e ação, entre o que brota internamente e sua expressão.

Desse modo, a variedade de acontecimentos, de coreografias, se dará na mesma proporção em que há oportunidade de encontro consigo mesmo e com o outro, nesse caminho.

Essa é uma visão bem diferente do que se chama coreografia em muitas aulas de dança, onde cada um deve seguir o ritmo proveniente de fora (principalmente do "mestre") e onde qualquer adiantamento ou atraso é considerado desprezível, em que a produção do grupo é vista como se fosse, apenas, de uma só pessoa. Essa possibilidade de resgate e de apropriação do jeito de cada sujeito, a cada momento, a cada encontro, apesar das angústias, medos, aflições, alegrias e sustos que vêm à tona, pode, sem dúvida, auxiliar a pessoa na busca de sua individualidade, onde o estar só deixa de ser tão angustiante, tamanha a quantidade de descobertas.

Há, ainda, um outro ponto importante, que se constitui na valorização dos sentimentos, das fantasias e das emoções que surgem. Na realidade, essas serão o próprio conteúdo, o impulso para a criação de coreografias.

Lembro-me, por exemplo, de um trabalho relatado por uma aluna de Naíza de França que, vivenciando uma situação de muita dor, raiva e tensão, expressou-a na seguinte cena: agachada na cozinha, corpo curvado, sentimento de aflição, de desvitalização.

Lendo *A mulher de trinta anos*, de Balzac (1988), ela encontrou, por acaso, uma descrição muito bela sobre a dor da personagem Júlia. Levou, então, o texto para a aula, leu-o em voz alta, escutando sua própria voz. Ao reler, foi podendo discriminar em que se identificava e em que não se identificava com o conteúdo do livro. Depois disso, Naíza propôs que escrevesse um texto sobre a sua dor e, nessa situação, foi construindo sua própria obra.

Como estava seu corpo? O que fazia? O que foi acontecendo? Lembranças vieram a partir desse recordar, desse olhar para aquela cena tão presente. Depois disso, tentou colocar em gestos e em movimentos aquele primeiro momento.

Que gestos brotariam a partir daquela postura curvada? A primeira tentativa foi na cozinha mesmo. Nenhuma vontade de sair dali, de mexer um braço sequer. Permaneceu por alguns momentos naquele lugar. No dia seguinte, foi para a sala. Inspira e expira. Seu corpo, sentado, pede movimentos num ritmo lento. Um braço que se dirige para o alto e retorna ao centro do corpo. Dali, um alongamento, a necessidade de esticar o corpo, que sentia tão tenso, tão duro; movimentos circulares, curvas, balanços com o corpo para a frente e para trás, a partir da lembrança de uma música que parecia ter a ver com o que estava sentindo. "Acho que Eric Satie, triste como estou vendo sua música, pode servir de pano de fundo para essa minha dança", pensou. E lá foi colocando *Gnossiennes, Petite ouverture à danser, Trois gymnopedies* e algumas outras. Dançou, escutou por vários dias aquele lado da fita (o outro lado parecia, naquele momento, muito alegre para sua coreografia, destoava).

Aos poucos, talvez surgissem outros desdobramentos nesse processo. De qualquer forma, os apresentava a Naíza, e ela a acompanhava nas descobertas... Nisso tudo, um trabalho de disciplina e concentração para que as percepções, o entendimento e as dúvidas pudessem ter lugar (como diz Reinaldo (1988), "para não perder o fio da meada"), o que passa, basicamente, por um trabalho de desenvolvimento de uma atitude de atenção e de observação da pessoa em relação a si, ao outro e ao mundo.

Voltar a atenção para si significa voltar a atenção para a própria vida. Por intermédio desse trabalho vão sendo abertas portas, que abrem caminho para o desenvolvimento do biológico, do psíquico e do social.

Nesse sentido, concordo com Reinaldo quando diz que esse trabalho visa, sem dúvida, a um projeto de transformação social, na medida em que o sujeito dirige sua ação para o caminho de auto-regulação, e não mais para o de uma massa indiscriminada e/ou de referenciais externos distanciados de si mesmo.

O ritmo privilegiado passa a ser o interno, alterando-se completamente, como já pôde ser observado, a relação com o tempo. Para que brote e se desdobre qualquer ação criativa e única, a pressa deve ser combatida e uma atenção voltada somente para o externo deve ser reorientada, pois tanto uma quanto outra impedem a conversa consigo mesmo, o sentir, o desencadear do processo de conscientização, de singularização e de criação que está sendo proposto.

Um outro depoimento de Reinaldo (1988), nos esclarece sobre essa possível alteração:

> *O tempo deixava de ser opressor, enquanto aliado das expectativas externas para ser aliado meu, à medida que ia me possibilitando respirar devagar e confiar cada vez mais, aos pouquinhos. Em sua técnica, a busca de reconhecimento e atenção à forma individual com que cada um vai realizando os seus movimentos, respeitando o próprio ritmo. Ela rompe a imitação de um modelo.*

Do mesmo modo que, para conhecer um alimento é preciso saboreá-lo aos poucos, para ver e compreender determinada situação ou pessoa é necessário um trabalho de busca da calma, da paciência, inclusive para a ampliação do espaço, para o acolhimento do novo, do imprevisto, desconstruindo-se preconceitos que apenas limitam e reduzem o campo de nossas percepções e, conseqüentemente, de nossas ações.

Outro aspecto metodológico refere-se ao fato de que a matéria-prima a ser esculpida nessas coreografias provém do cotidiano, do dia-a-dia, do que interfere e brota do corpo, da vida, e aí vem circular. O corpo serve, então, como mediação das necessidades que surgem no cotidiano de cada um, compreendendo-se que o indivíduo está em movimento, ritmo e comunicação com seu corpo durante o dia inteiro.

Em qualquer atividade que realize, o sujeito está se exercitando, trabalhando suas articulações, seus músculos, seu psiquismo. Assim, ao nadar, por exemplo, ele pode realizar sua dança na água, utilizando-se dos ensinamentos básicos dos movimentos da natação para ajudar seu bem-estar psíquico e físico. Se todas essas atividades deixarem de ser feitas de forma automatizada e forem vistas de um ponto de vista bastante diferente do senso comum, podem nos mostrar coreografias e a possibilidade de todos dançarem.

Sonia Malheiros (1988) acentua a importância dessa mudança de orientação no sentido de questionar o indivíduo a partir do e no seu dia-a-dia, voltando-o em direção da busca da própria autonomia dizendo que:

"Ao pensar em autonomia, questionamos o indivíduo em seu cotidiano. Nesse sentido, a construção de um sujeito autônomo está ligada a mudanças ou revoluções no dia-a-dia de pessoas, na sua relação face a face."

Além disso, na proposta de Naíza de França há um trabalho também ao nível da relação do grupo, que não acontece na maioria dos trabalhos de dança que existem.

Os focos de interesse se alteram a partir dessa compreensão. A preocupação do professor, como nos dizia Kanichi Sato,* passa a ser a formação do homem e seu desenvolvimento pessoal. A intenção não é a de reforçar o sujeito a procurar satisfazer expectativas externas e chegar a uma perfeição, mas levá-lo a ir descobrindo e criando o próprio mundo.

"Compor é o direito de se exprimir tal qual se é em si mesmo, tal o deseje nosso estado interior do momento, tal qual ele o exija mesmo, pois todo impulso espiritual aspira se condensar, se materializar", completa Reinaldo (1988).

Ao conhecer a proposta de Naíza de França, pude ir me permitindo dançar do jeito e com o estado em que me encontrava: com dor nas costas, com tristeza, com dor de cabeça e até com um leve estado febril. Esses não eram estados impeditivos para que eu pudesse criar ou estar presente no nosso trabalho. Ao contrário, eu podia aprender, pela necessidade emergente, se percebida o jeito de cuidar da condição em que me encontrava, transformar, alterar meu estado e também aprender comigo mesma e com o que meu corpo estava me dizendo, ampliando minhas percepções.

Um dia, com dor nas costas, pude procurar posições confortáveis, prestar atenção à minha recuperação e descobrir movimentos que alterariam e fariam circular aquelas tensões que estavam localizadas e comprimindo certas áreas de meu corpo. Pude entrar em contato com fantasias, com imagens que afloravam a partir daquele cuidado com minha dor, descobrindo um pouco mais sobre aquela parte de meu corpo e deixando emergir histórias de minha vida pessoal, a partir daquele trabalho.

Em outra ocasião, com tensão na barriga, fiz uma dança de mãos naquela área para aliviar a dor, sentindo meu próprio toque num movimento circular. A partir daquele primeiro contato com meu ventre, criei no espaço uma dança de mãos e braços inspirada nos movimentos iniciais. Além de toda essa composição motora e a expressão de sentimentos, viajei pelo imaginário, e as fantasias que brotavam tiveram lugar.

Todos esses exemplos apontam para outro aspecto metodológico do trabalho: *uma atividade dá origem a outra.*

---

* Sato, velho professor de natação, dizia que não queria fazer "campeões de competição, e sim campeões de vida".

Cabe, ainda, colocar um outro ponto: junto às coreografias que surgem e que vão tendo lugar em minhas aulas individuais com Naíza de França, sempre nos ocupamos em refletir, pensar e repensar aspectos do que já foi vivenciado no campo específico da dança. À medida que ia me (re)descobrindo e (re)descobrindo a dança, conceitos, palavras que havia escutado nas aulas em que havia estado até então voltavam à minha mente, solicitando-me nova reflexão e entendimento.

Tinha, e ainda estou tendo, de rever muitos conceitos, pois novas experiências se apresentam a partir de aprendizados anteriores, tais como: coreografia, ritmo, equilíbrio, exercício, que eram palavras carregadas de valores e sentidos muito fechados, estabelecidos por uma visão restrita e pouco dinâmica. Redimensioná-los a cada nova percepção é fundamental.

O conceito de coreografia, por exemplo, até então, era o de uma seqüência de passos, de fora para dentro. Algo a ser treinado, do tipo *tantos passos para lá, tantos para cá, vira, volta e... pode repetir.* Era um modelo a ser imitado, mas longe da busca de sentido; dançado de modo automatizado, buscando a forma perfeita, mas empobrecendo as possibilidades do corpo, do homem. Além disso, e o que me parece central nesta questão, não é o fato de que havia uma coreografia a ser executada, mas sim o que poderia ocorrer quando alguém não conseguia "executar" a coreografia, sentindo-se desvalorizado, podendo bloquear qualquer possibilidade de experimentação no campo da linguagem da dança. Agora percebo que a coreografia criada, imprevista, que vem do devir, pode em muitos casos e em diferentes contextos e situações se constituir em uma oportunidade rica, pois envolve autocuidado, imaginação, percepção, idéias, sentimentos, contato consigo e com o mundo. Ela é impulso de vida, juntando-se ao potencial criador. Criar novos passos, novas coreografias, descobrir o movimento de dentro, esculpindo-o no corpo. *"Dança ou criação: uma mudança na qualidade de vida."*

O equilíbrio, antes, eram apenas passos feitos na ponta dos pés com uma perna só sustentando o corpo, a cabeça ereta, fixando o olhar em algum ponto. Fui percebendo, aos poucos, que poderia viver e compreender o equilíbrio de outras maneiras: como a busca de um equilíbrio interno, de uma *harmonia entre o dentro e o fora.*

A busca de equilíbrio, na verdade, envolve perceber e agir de acordo com as necessidades. Correr, por exemplo, pode ser um exercício de equilíbrio, quando há uma ansiedade presente, a fim de ir desacelerando, pois, à medida que esta é colocada para fora, permite-se sua expressão, podendo-se alterá-la a partir daí. Realizar movimentos em um ritmo lento de tronco, braços e mãos pode, dependendo do momento, fazer-me sentir melhor e em harmonia comigo mesma, equilibrando-me. O significado de se imaginar em uma corda bamba, justamente quando se procura o próprio equilíbrio, tudo isso pode levar a experimentar um sentimento transformador. Além disso, esse entrar em contato consigo mesmo, por meio do gesto, permite, como diz Rubem Alves (1989), "que a história vá saindo aos poucos. E que cada um vá se entendendo e se fazendo entender".

O que vou percebendo, ainda nesse trabalho, é que uma experiência simples como essa, a de se imaginar sobre uma corda bamba, acaba por atingir o sujeito em diferentes funções: na memória, no imaginário, na linguagem, enfim, no corpo, e esse processo, por sua vez, pode alterar práticas diárias criando outros sentidos que ultrapassam aquela cena vivida. Outras ressonâncias podem acontecer na vida do sujeito, tal como poderá ser visto no relato que farei adiante com as mulheres da Zona Leste.

Algumas das idéias de Naíza de França já podem ser encontradas em trabalhos (acadêmicos e não-acadêmicos). Eliane Dias de Castro utiliza o método de Naíza, entre outros, no trabalho com doentes mentais, e o texto de Reinaldo Gomes da Silva apresenta o método de Naíza associado à psicanálise, a partir da própria experiência do autor. Entretanto, apesar da relevância desses trabalhos, para maior compreensão do método de Naíza, considero fundamental a vivência direta de sua prática.

Duas palavras ainda sobre essa profissional. Ela tem formação em psicanálise, o que determina os pressupostos de seu método: o resgate do mundo subjetivo e das transformações pessoais, com uma convicção acentuada nos recursos e potencialidades de cada sujeito, acreditando, tal como eu, nas possibilidades de invenção de outras formas de subjetividade.

5
O Trabalho de (Re)descoberta das Linguagens do Corpo

Todos os questionamentos e descobertas, a partir de minhas experiências profissionais, reflexões teóricas e vivências pessoais expostas nos capítulos precedentes convergiram em direção a um objeto — as linguagens do corpo — que constitui a especificidade da proposta que desenvolvo no campo da atividade.

Foi com esse objetivo — trabalhar as linguagens do corpo — que se desenrolou meu trabalho com as mulheres da Zona Leste. Mas foi, também, ao longo dessa experiência que esse objeto foi se clarificando e tomando forma.

Mas o que significa falar em linguagens do corpo? O corpo tem uma linguagem? Se a tem, o que "diz" essa linguagem e como se dá seu processo de expressão e comunicação, temas tão importantes para nós terapeutas ocupacionais?

A questão da linguagem tem sido abordada sob diversas formas, mas encarando-a, sobretudo, no seu aspecto verbal. O que proponho, aqui, é uma visão mais abrangente. O corpo que "fala" não se resume à boca e aos órgãos auditivos, mas se constitui em uma organização complexa na qual cada parte relaciona-se com a outra, cada função está intimamente ligada a outra. Nesse sentido, quando o corpo "fala" não, ele busca uma comunicação, ou seja, o sujeito, em seu contato com o mundo, busca expressar-se.

Num primeiro momento, essa colocação pode parecer óbvia, mas não o é. Observando minha prática profissional e mesmo momentos do cotidiano, pude perceber que a maioria dos indivíduos desconhece seus recursos e seus potenciais, que poderiam advir de um trabalho maior e da apropriação das linguagens do corpo; assim, acabam por se ver, e ver aos outros e ao mundo de forma restrita e repleta de preconceitos.

A questão de (re)apropriação das linguagens do corpo é bastante complexa, na medida em que esse processo vai remeter o sujeito a (re)descobrir suas formas de comunicação e expressão e, numa sociedade como a nossa, isso não é valorizado. O que interessa são "corpos dóceis", preocupados em produzir o que lhes é solicitado, visando à produtividade, no menor tempo possível, e não à busca de seu autoconhecimento e singularização. Entretanto, o caminho de (re)descoberta e criação das próprias linguagens, de (re)educação dos sentidos e de busca de uma auto-regulação pode tornar-se possível.

Rubem Alves (1989) faz uma observação importante sobre essa questão, dizendo que uma das críticas que Marx fez ao capitalismo relaciona-se justamente à educação dos sentidos, na qual o corpo é ensinado a esquecer de todos os seus sentidos eróticos — saber ouvir, saber ver, sentir cheiros, saber sentir gostos, ou seja, saber sentir na própria pele — para transformar-se no local de um sentido apenas: o sentido da posse.

Na realidade, a criança, desde cedo, descobre todos esses recursos de comunicação através do corpo. Se observarmos um pouco seus movimentos, perceberemos sua busca de conhecimento por intermédio do tato, do paladar, da visão, do olfato, e toda sua expressão de emoções através do choro, do riso, do grito. Além disso, se observarmos com um pouco de atenção, notaremos a força de sua curiosidade, de seu desejo e, principalmente, como a experimentação dos gestos e das posturas corporais, entre outros, constituem-se em atividades centrais em desenvolvimento.

Pouco a pouco, como nos diz Marília Andrade (1979), à medida que crescem, sua movimentação espontânea vai sendo gradativamente cerceada, moldando-se a uma forma rígida, socialmente estabelecida. "Os gestos tornam-se esquemáticos, mecânicos, semi-paralisantes, deixando de utilizar o corpo como meio de comunicação ou mesmo como um veículo para canalizar suas emoções e sentimentos." Além disso, as atividades ligadas ao movimento, que utilizam o corpo de forma mais global, vão sendo cada vez mais relegadas a um plano de menor importância ou valor.

A educação na família, com a história e as dificuldades de seus membros, a escola, com teorias empobrecedoras sobre educação, o próprio convívio social, a mídia, toda essa teia complexa de fatores são responsáveis por esse endurecimento e distanciamento do indivíduo de si mesmo. Em geral, esse processo vai acontecendo de forma sutil e progressiva, fazendo com que, na idade adulta, o indivíduo não tenha mais consciência de seu corpo ou tenha uma consciência muito fragmentada e reduzida dele, não se dando conta da existência de um mundo interno onde circulam emoções e afetos. É nesse sentido que lemos a afirmação de Andrade.

De fato, socialmente, o corpo é expressivo e comunicante, mas cerceado no aspecto mais profundo e pessoal dessa expressividade e comunicação. Naíza de França refere-se, aliás, a uma situação de "robotização" do corpo, na qual o indivíduo não percebe que sente. Há, na verdade, uma falta de conexão entre a percepção do sentimento e a expressão, através do corpo, desse mesmo sentimento. Na atividade profissional tenho me deparado freqüentemente com essa estranha desconexão.

O corpo, assim, muito freqüentemente é visto e vivido como máquina* e, como tal, suas atividades se restringem a algumas poucas ações, deixando de lado possibilidades corporais criativas e inventivas, que produziriam uma subjetividade mais rica e potencializadora de vida.

Vê-se o corpo-máquina, corpo-forma, e é assim que muitas das academias tratam seus alunos, fazendo com que essas idéias sejam reforçadas (o breve relato de minha história exemplifica essa condição).

Mas e depois? É possível uma reapropriação de si, após tantos bombardeios contra o corpo e contra o desenvolvimento do sujeito? É possível pensar na (re)descoberta das linguagens do corpo como uma forma desse resgate? É possível experienciar outros territórios existenciais onde o corpo seja lugar permanente de atenção, conhecimento e criação?

Rubem Alves, em *Conversa sobre o corpo* (1989), diz que se trata de "cuidar dele como coisa bela que deseja reaprender a esquecida arte de brincar (e de ser feliz)..."

Para Naíza de França, é necessário um trabalho que ela chama de (re)educação dos sentidos, pois ela compreende que os maus tratos a que estão submetidas as pessoas nos diversos espaços de suas vidas bloqueiam e impedem o despertar da curiosidade. Ela faz uma crítica bastante séria aos métodos existentes e à forma pela qual é vista, abordada e concebida não só a dança, mas a educação e as artes, de forma geral.

Suely Kofes (1985) nos diz que talvez uma via para se pensar o corpo tendo sua própria linguagem é quando essa linguagem corporal se fizer no trabalho, no estudo, na casa, na relação e interação com as pessoas ou seja, no nosso cotidiano, em todos os lugares e não apenas nas academias, escolas etc.

Uma outra forma, ainda, para se pensar as formas de resgate do corpo, inspirada nas idéias de Suely Rolnik, Guattari e outros, seria concebê-

---

* Aqui o conceito de máquina é utilizado como a máquina mecânica. A mecânica é relativamente fechada sobre si mesma: ela só mantém com o exterior relações perfeitamente codificadas (Guattari & Rolnik, 1986:320).

lo como um campo de experimentação permanente, produtor de uma subjetividade voltada à efetuação da vida, em que o trabalho com as linguagens constitua os meios que possibilitam a passagem do que aspira tornar-se visível, do novo. As artes, assim, sob a forma de atividades, oportunidades expressivas, viabilizariam esses processos.

Na terapia ocupacional, então, o corpo passa a ser a matéria-prima utilizada na realização das mais diversas atividades, inclusive na dança, massa a ser esculpida ou campo das mais diversas experimentações a serem vivenciadas pelo sujeito.

Eu mesma comecei a ver meu corpo como produtor de linguagens quando me distanciei de uma visão de "corpo-máquina", que existe somente para executar ordens, e passei e olhá-lo como corpo que se expressa, se coloca, sente, cheira, que se comunica e serve de mediador entre mim e meu mundo, e que possui uma linguagem a ser descoberta, criada e reconhecida.

Saindo-se do corpo-máquina, corpo-forma, alteram-se os conceitos relacionados ao homem, à vida e, talvez por conseqüência de todos esses questionamentos, alteram-se as buscas de trabalho com o corpo. Na dança, por exemplo, não importa mais até onde a perna vai em um *grand jeté*, ou se executo 32 piruetas, mas o prazer do movimento, o que posso ir aprendendo com e pelas manifestações de meu corpo. Como sou eu? Que dor é esta? Como me sinto? O que posso criar e realizar com esse corpo? Quais são meus recursos, meus canais de expressão que estão abertos, e quais os que se encontram bloqueados?

Qual o sentido de focalizar o corpo como lugar de importância? E por que considerar o trabalho com as linguagens do corpo como possibilidade de criar um outro tipo de subjetividade?

Maria Rita Kehl, em seu artigo "O Desejo da Realidade" (1990), faz uma exposição muito bonita sobre a relação do recém-nascido com seu próprio corpo, que pode elucidar essas questões. Ela refere-se às sensações de prazer e de dor que são vivenciadas logo em sua chegada ao mundo e a seus sentimentos, às vezes ambivalentes, em relação a este corpo que é ele mesmo, mas que parece desvinculado, pois sente dores e apresenta toda a sintomatologia não esperada, não prevista, e fora do alcance do controle do pensamento e da própria vontade. Diz Maria Rita Kehl (1990) que "o corpo é o último reduto contra a onipotência do pensamento". É através dele que podemos ter, por sua concretude, uma noção de realidade. Para ela, "real é aquilo que fala o corpo". Nesse sentido, parece-me que o corpo vai representar o que sou e, ao mesmo tempo é o que me acompanha ao longo de minha vida.

O corpo, como disse M., uma de minhas alunas em um dos cursos que coordenei, "é minha propriedade, é meu", frase dita com sentimentos ambíguos de gostar e de não gostar do próprio corpo, durante um trabalho de pesquisa dos próprios pés. Além disso, é o corpo que identifica o ser como único e diferente de todos e de qualquer outro. Para mim, é a "porta de entrada e de saída dos afetos", lugar onde são impressas as marcas das vivências, das experiências ao longo da vida. Lugar por meio do qual me expresso e me comunico. Lugar de circulação, de troca. É o corpo que me dá a medida de estar e de ser parte do mundo. É o que me permite dar sentido à vida e é, por sua vez, minha própria existência.

Por outro lado, o corpo me escapa: há o desconhecimento de muitos processos que acontecem em mim, as sutilezas, as mutações, que ora podem ser visualizáveis ou compreendidas pelas linguagens do corpo, ora permanecem por muito tempo subterrâneas, não-percebidas.

Muitas vezes, apesar de admitirmos o corpo como possuidor e criador de linguagens, nós ainda o vemos com um olhar de desvalorização e de pouca convicção em suas possibilidades. Outras vezes, a angústia na busca de tornar-se criativo com o próprio corpo pode ser tão acentuada que não nos damos conta de sua existência concreta, plena de sentidos próprios.

Desse ponto de vista, considero que sensibilizar o sujeito para o trabalho com o corpo e a (re)descoberta de suas linguagens poderá abrir espaço para a ampliação de sua consciência, de seu estar-no-mundo, rompendo cristalizações e dando lugar a novas dimensões em sua existência: a vivência de seu potencial expressivo com as artes, uma atenção maior ao corpo — uma "escuta" do corpo, de seus recursos, de suas demandas e de seus sentidos.

Mas, para que seja possível o trabalho de (re)descoberta das linguagens do corpo, é necessário reapropriar-se do próprio corpo como veículo no tempo; não um veículo que corre apressadamente, que não pode/não quer ver, sentir, se dispor a conhecer, desejar. Recuperar as linguagens do corpo significa, minimamente, em cada um e para cada um, uma disposição para a vida. Ultrapassar momentos em que estamos capturados pelo que parece ser mais fácil, fechado, conhecido e deixar-se levar. Não viver o corpo como prisão da vontade de conhecer, mas, ao contrário, como meio para a viabilização dessa vontade.

O trabalho de (re)descobrir a complexidade dessas linguagens corporais, compreendidas assim de forma dinâmica, infinita e processual, requer disponibilidade e abertura internas, para que o percurso se faça, muitas vezes em um tempo impossível de ser dado pela pressa, pelo medo de entrar em contato, pelos sentimentos contraditórios dentro desse processo de se (re)descobrir e tornar-se singular.

As linguagens do corpo, assim, não são códigos que devem ser aprendidos, mas possibilidades expressivas que podem ser criadas em cada momento: a possibilidade de se expressar por meio dos movimentos, de criar coreografias próprias, de aprender o mundo através do ver, do tocar, do cheirar, do saborear, do pensar, do sentir, mas também do dizer, do ouvir, do escrever, do pintar, do esculpir etc., dentro de um processo imprevisto, cuja potência é despertada à medida que me abro para o encontro com o que for, ou com quem for. Enfim, possibilidade de afetar e ser afetado.

É a partir dessas concepções a respeito do corpo e de suas linguagens que considero que se possa trabalhar os sentidos da atividade em TO. E foram esses, também, os pressupostos que nortearam a experiência que realizei com o grupo de mulheres da Zona Leste.

Tais princípios, que orientaram meu trabalho, podem ser descritos como um conjunto de objetivos, a partir dos quais se constrói o que chamo de método de uma proposta. São eles:

- despertar da curiosidade do sujeito para pesquisar o mundo;
- desenvolvimento de uma atitude crítica, atitude de atenção, de reflexão e de autoconhecimento;
- criação permanente de novos territórios existenciais onde as artes têm lugar privilegiado;
- conhecimento e utilização de diferentes formas de expressão: desenho, escrita, palavra, gesto, som etc.;
- conhecimento e criação de práticas que possibilitem o autocuidado;
- (re)educação dos sentidos por meio de vivências ligadas ao olfato, ao tato, ao paladar, à visão e à experimentação do gesto;
- despertar da consciência corporal pelo conhecimento das diferentes partes do corpo, da existência de uma organização ósseo-muscular, das articulações e de todo o sistema fisiológico. Além disso, o conhecimento das possibilidades do corpo, no que se refere às suas posturas, ritmos e movimentação no espaço;
- sensibilização para perceber o corpo como campo de experimentação permanente;
- (re)colocação das atividades de dançar, de movimentar, expressar e criar através do corpo, como fundamentais nos processos de desenvolvimento e conhecimento do sujeito e, por isso mesmo, nos tratamentos em terapia ocupacional;
- busca de apropriação de si e maior autonomia, baseadas na percepção das próprias necessidades;
- (re)colocação do cotidiano do sujeito como campo importante a ser trabalhado;

- criação de oportunidades para o sujeito experimentar atividades que produzam vida, circulação de afetos e concretização de vontades e desejos;
- desenvolvimento e (re)descoberta do potencial criativo e de todos os recursos possíveis de expressão do sujeito, procurando torná-los linguagem.

Tendo no horizonte tais objetivos, desenvolvi, na proposta com as mulheres da Zona Leste, um método de atuação/interação. Não se trata, está claro, de procedimentos fixos. Cada trabalho, uma vez que fruto de um encontro, não pode se constituir na repetição de algo já citado, já sabido.

O trabalho com as mulheres da Zona Leste desenrolou-se como algo novo, singular, pois não é possível prever, de maneira fechada, o caminho de cada experiência, nem é possível transpor, em bloco, a experiência de um grupo para qualquer outro grupo. O percurso é sempre original.

É sobre esse método — suas possibilidades, seus efeitos, seus limites e sua vinculação com a prática da terapia ocupacional — que proponho uma reflexão, a partir do relato da experiência desenvolvida que apresentarei nos próximos capítulos.

6
Metodologia da Pesquisa
— O Caminho

O Campo Escolhido

Por volta de abril de 1989, o Centro de Saúde da Freguesia do Ó, local inicial onde o projeto seria desenvolvido, sofreu uma intervenção do Sistema Unificado de Saúde—SUDS —, o que provocou uma série de alterações na instituição. A nova política não previa um trabalho em equipe multiprofissional e tampouco possibilitava a inserção de propostas alternativas visando à clientela ali atendida.

Essas alterações provocaram a saída de alguns profissionais, ou seja, do psiquiatra, da terapeuta ocupacional e da assistente social, deixando de existir uma equipe mínima de trabalho, inviabilizando, assim, não só as atividades ali realizadas, mas também minha proposta de pesquisa.

Dados os obstáculos colocados pela nova mudança na política de saúde e pensando na urgência dos prazos estabelecidos para meu trabalho, não vi outra alternativa senão buscar outros locais que me permitissem desenvolver a pesquisa sem abrir mão do tipo de clientela por mim escolhida.

Assim sendo, nos meses de maio, junho e julho, fiz contatos com outros Centros de Saúde. Entretanto, as mudanças gerais na política de saúde (e a recusa simultânea em permitir o trabalho alternativo por mim proposto), não se limitaram, evidentemente, ao Centro de Saúde da Freguesia do Ó. Isso tornava bastante difícil a entrada de um profissional não-lotado na instituição.

Assim, em meados de julho de 1989, pensei em buscar outros locais para a pesquisa, onde já estivessem sendo realizados trabalhos direcionados especificamente para o tipo de população por mim escolhido, que não estivesse sofrendo interferências significativas da política adotada. Grupos que trabalhassem com a saúde da mulher me pareciam espaços pertinentes para a realização de meu projeto.

Em agosto, finalmente, depois de várias reuniões com membros da Associação de Mulheres da Zona Leste (AMZOL), o trabalho com as linguagens do corpo teve início, com um grupo de 12 mulheres.

Tomei conhecimento da existência desse grupo no ano de 1988, por ocasião da realização de um estudo sobre Grupos de Mulheres (nesse período, eu trabalhava com um grupo de mulheres "psiquiatrizadas" do Hospital das Clínicas). Conheci duas das diretoras da AMZOL, que me possibilitaram um conhecimento muito rico a respeito do tema e demonstraram interesse em contatar profissionais de saúde para troca de experiências e realização de trabalhos conjuntos. Assim, fechadas as portas do Estado, fui buscar o apoio da Associação.

Cabe ainda informar que esse grupo já havia feito um trabalho de pesquisa dos Grupos de Mulheres da Zona Leste, junto à Rede Mulher,* dado esse que facilitou bastante a minha entrada, pois o trabalho realizado anteriormente (segundo membros da Associação), abriu espaço para discussões no direcionamento e na própria elaboração do projeto da AMZOL, tornando a pesquisa científica instrumento eficaz no auxílio à prática vivenciada por esse grupo.

História da Associação de Mulheres da Zona Leste

Os dados que apresento a seguir foram colhidos em dois momentos distintos: o primeiro, em maio de 1988, por ocasião do estudo já referido sobre Grupos de Mulheres. O segundo, em novembro do mesmo ano, entrevista com a participação da presidente e da tesoureira da Associação.

A AMZOL, como é chamada, é uma associação autônoma de mulheres que existia há três anos e contava com cerca de 104 associadas. Foi criada por mulheres que, num primeiro momento, faziam parte, do "Grupo de Mães" da Igreja do Itaim Paulista e por integrantes da Igreja de São Miguel.

Inicialmente, esses grupos tinham um objetivo assistencial, ou seja,

---

* Rede Mulher — Instituição que atende mulheres, inclusive realizando trabalhos científicos.

organizar doações às famílias carentes, promover bazares para arrecadação de fundos, ensinar trabalhos manuais etc.

Segundo I., desde o momento inicial, percebeu-se que as atividades não mais satisfaziam às necessidades de algumas mulheres, pois muitas delas já executavam trabalhos manuais em suas próprias casas, tornando as aulas de trabalhos manuais uma atividade sem sentido.

Assim sendo, algumas delas, representantes de diferentes grupos, começaram a se reunir mensalmente, a fim de conversar sobre suas dificuldades no dia-a-dia, suas relações na família, seu papel enquanto mães, esposas, mulheres; enfim, iniciaram uma reflexão sobre suas angústias e vontades e "aí a gente não preocupava com trabalhos manuais, nossa cabeça foi crescendo, a gente achou movimentos populares e outras coisas, mais a questão mulher, então a gente discutia mais isso", diz I.

Contaram ainda que, nesse período, tiveram contato com Domitila Chungara (representante do Comitê de Casa Siglo XX — Bolívia) e começaram a ser influenciadas por suas idéias.

Alguns anos depois, foram convidadas a participar de uma pesquisa organizada pela Rede Mulher, sob a coordenação de Moema Viezzer, a respeito das primeiras mulheres que participavam dos grupos da Comunidade (principalmente em Itaim Paulista) e de trabalhos com mulheres da região.

I. nos disse ter sido a primeira pessoa a substituir uma freira na coordenação de um grupo e, a partir daí, ocorreram muitas alterações determinando, por fim, o desligamento do grupo em relação à Igreja, embrião para a formação da Associação.

No entanto, continuavam a receber material da Igreja (como por exemplo, o folheto "Todos Irmãos") e refletiam sobre temas da Bíblia. Segundo ela, "Até então não era muito mulher".

Com o decorrer do tempo, o grupo começou a participar de movimentos populares e, a partir desses encontros, começou a pensar a respeito da questão específica da mulher, tornando-se esse o tema prioritário, diferentemente do que a Igreja propunha até então (tentara-se, inicialmente, esse "movimento" dentro da Igreja, o que não foi possível).

Nesse tempo, continuava a pesquisa junto à Rede Mulher, conhecendo os grupos de mulheres da região e, mensalmente, reuniam-se para refletir sobre o material coletado. Idéias foram surgindo e, depois de muitas conversas, um ano após a pesquisa, concretizaram a formação da Associação, em 1987.

Doze mulheres faziam parte da diretoria e o grupo tinha intenção de abarcar a Zona Leste, o que, segundo avaliação de I., foi uma escolha difícil para sua atuação, pois o espaço de ação era bastante amplo. A Associação ainda não havia feito contato com mulheres de Itaquera e Guaianazes*, e sua atuação mais forte era em Ermelino Matarazzo e Itaim Paulista.

A atividade inicial realizada pelo grupo referia-se à divulgação do material coletado na pesquisa junto à Rede Mulher (audiovisual, folhetos). Além disso, a partir dessa pesquisa, formou-se um grupo de teatro popular de mulheres, que se apresentava em vários bairros, com a peça intitulada "Por ser mulher", abrindo reflexões e questionamentos sobre o cotidiano e as condições das mulheres.

Atualmente, segundo as informações, a AMZOL, a Rede Mulher e o teatro têm ligações entre si, porém têm executado atividades independentes.

Basicamente, o objetivo da AMZOL é o de propiciar espaço de discussão e de encontro entre mulheres, utilizando-se de vários meios (hoje, a dança parece ser um instrumento de intervenção). Estão preocupadas com a questão da valorização da mulher, com a conscientização de seus direitos, com a conscientização política: "a partir do momento em que a mulher se sente importante enquanto mulher, ela começa a descobrir o seu valor, ela começa a se organizar, a organização vem de dentro da gente". Para M., o objetivo da AMZOL é a oportunidade de "a mulher se conhecer, se valorizar".

Assim, as atividades da AMZOL sugerem autoconhecimento, ampliação do espaço de vivência das mulheres, antes fechadas em suas casas, realizando apenas atividades rotineiras e cuidando dos outros (filhos, marido...), sem contato com outras mulheres. Parece claro que o grupo visava ao encontro de mulheres para possibilitar a partilha, a troca de vivências e uma melhoria de qualidade de vida.

Cabe ressaltar que, hoje, o grupo também está preocupado em estabelecer ligações e trabalhar em conjunto com o movimento de Saúde da Zona Leste, grupos de bairro e com o Serviço de Orientação Familiar—SOF, entidade essa que também trabalha com programas de saúde da mulher.

Assim, pareceu-me que o trabalho com a dança seria adequado a esse contexto, indo ao encontro dos objetivos do grupo, ou seja, possibilitar crescimento e desenvolvimento das mulheres daquela região, além de favorecer a participação em pesquisa científica.

A Formação do Grupo da Pesquisa

Durante o início do mês de agosto, participei de uma série de reuniões organizadas pela AMZOL, na sede do Serviço de Orientação Familiar—SOF, em São Miguel, Zona Leste.

---

* Foram feitos contatos (audiopalestras), mas a relação ainda não se consolidara de forma efetiva.

Nesses encontros minha proposta de pesquisa foi exposta, as dúvidas em relação ao projeto foram esclarecidas, assim como estabeleceu-se espaço para a discussão da parte organizativa do trabalho, ou seja, local, horário viável, número de participantes e material necessário.

Esse primeiro momento serviu, principalmente, para a formação do grupo, uma vez que esse tipo de trabalho era bastante novo e pouco conhecido da maioria das mulheres daquela região.

Elaborei também um pequeno questionário (ver a seguir), que foi entregue a todas as mulheres interessadas em participar. Esse material foi fundamental para o conhecimento do grupo, para o levantamento de informações sobre suas histórias de vida, suas necessidades e vontades relativas ao experimento.

Questionário Referente ao Curso de Dança

Responda sem pressa, sem se importar com certo ou errado.

1. Seu nome:

   Seu endereço completo:

   Data e local de nascimento:

2. Profissão atual, outras que teve, outras que gostaria de ter:

3. Experiência e cursos que realizou (não necessariamente ligados à dança):

4. Por que veio procurar este curso de dança?

5. Como soube deste curso?

6. O que você gostaria de fazer neste curso?

Obrigada, Flávia.

As primeiras reuniões contaram com uma participação flutuante de mulheres, até que, no final de agosto, o grupo inicial se estabilizou, constituído por doze participantes. As primeiras reuniões foram abertas a qualquer interessada que se apresentasse e, dessa forma, o público presente foi aleatoriamente composto (dentro dos limites amplos de associação, bairro etc.).

As participantes eram, na maioria, pertencentes à AMZOL ou contatadas no bairro por meio da rede de relações pessoais, pertencentes ou não a outros movimentos da região, associadas ou não à AMZOL. Com a desistência de duas mulheres, o grupo de trabalho acabou se constituindo, definitivamente, com dez membros.

Características das Participantes

Analisando os questionários, pude levantar as seguintes características das participantes.

Em sua grande maioria, as mulheres eram nascidas na década de 1930 (4) e 1950 (3). A mais jovem delas (de 20 anos) desistiu de participar do grupo, após as reuniões preliminares. Pelo menos a metade delas era de outros estados do Brasil e mora atualmente em diferentes bairros da Zona Leste.

No que se refere à questão de nº 2, profissão atual, outras que teve e outras que gostaria de ter, o grupo se constituiu basicamente de mulheres que sempre desenvolveram atividades urbanas (há apenas um caso de atividade rural anterior, indicada por uma mulher de 55 anos).

As atividades desenvolvidas foram tanto no quadro da economia formal — empregos no comércio (4), indústria (4) e serviços (2) — quanto na economia informal — como marreteiras, biscateiras, domésticas.

Com detalhes, pode-se perceber que o maior número de atividades faz parte de um quadro de atividades consideradas tradicionalmente "femininas": babás, domésticas, passadeiras, costureiras e mesmo na área de educação (alfabetizadora).

Se no decorrer da vida algumas mulheres desempenharam várias atividades, no momento em que aplicamos os questionários, porém, todas desempenhavam ou uma única atividade remunerada ou nenhuma.

Nenhuma delas estava inserida na economia formal — seja no comércio, seja na indústria. De fato, seis delas (50% do grupo) tinham atividades informais (domésticas, ambulantes etc.) se também considerarmos aí uma artesã, uma "assessora de vendedora" e uma religiosa (missionária leiga).

Quatro delas não indicaram nenhuma atividade remunerada (embora uma delas desenvolvesse atividades nas CEBS* e na própria AMZOL). A questão da idade não estava relacionada ao não-trabalho, pois as mulheres que trabalhavam, isto é, que desenvolviam algum tipo de atividade econômica, eram de meia-idade.

As atividades desenvolvidas eram: vendedora de pipoca (55 anos); babá (49 anos); artesã (52 anos); missionária (27 anos); costureiras (duas delas, uma de 33 anos e outra que não informou a idade); professora de alfabetização (32 anos); assessora de vereador (50 anos). Das quatro sem atividade ("dona de casa" ou "prendas"), as idades eram: 20, 36, 46 e 51 anos.

Quando questionadas a respeito de suas expectativas ou sonhos e desejos profissionais, suas respostas podem ser divididas em dois níveis. As que apontam profissões e/ou atividades que estão dentro de seus horizontes de profissionalidade mais imediatos (cabeleireira, porteira, secretária etc.), e as que se inscrevem no terreno do "desejo". É de se destacar aqui a valorização de profissões de nível superior, com as quais, provavelmente, se relacionam nos núcleos (CEBS, AMZOL, Sociedades) das quais participam: orientadora familiar, assistente social, psicóloga, educadora, socióloga.

É evidente que não se trata, aqui, de nenhum tipo de preconceito: quando falo em *horizontes mais ou menos imediatos de possibilidades*, estou considerando, o nível econômico (baixo) dessa população e, conseqüentemente, o nível de escolaridade, bem como a faixa etária. De fato, foram duas das mulheres, na faixa etária dos 50 anos, que explicitaram desejo quanto às profissões de assistente social, psicóloga, orientadora ou socióloga.

O dado é importante porque indica, de um lado, o contato com atividades "politizadoras" desenvolvidas na área, e de outro, a abertura de horizontes e a força do desejo, mesmo em idades que costumam ser avaliadas negativamente em nossa sociedade.

As respostas à questão nº 3, sobre experiências anteriores e cursos realizados, indicaram vasta atividade relacionada a cursos de orientação de movimento popular, saúde, política, cursos, enfim, que dizem respeito à atividade politizadora realizada junto a elas pela Igreja (CEBS) e por outras organizações.

Apenas duas dessas mulheres indicaram a realização de atividades relacionadas à expressão (em sentido lato); no caso, oficinas de teatro, teatro popular, pintura.

Pôde-se perceber, pelas respostas, que pelo menos três delas vieram sem muita clareza do que buscavam (questão nº 4), pois suas respostas se

---

* CEBS — Comunidades Eclesiásticas de Base.

limitaram a indicar que faziam o curso porque lhes foi oferecido pela Associação que freqüentavam. Duas buscavam *relações interpessoais*, conhecer o próprio corpo, fazer relaxamento, melhorar a vida e a saúde. Por outro lado, havia, na maioria, uma expectativa específica em relação ao trabalho com o corpo.

O papel que a Associação teve na constituição final do grupo pode ser verificado nas respostas que se referem a como souberam do curso (questão nº 5). A maioria delas soube através da própria AMZOL. Uma ou outra já havia me encontrado em trabalhos anteriores.

Não obstante, nas diferentes respostas sobre o que gostariam de fazer no curso (questão nº 6), percebe-se o apelo ao autoconhecimento. Além disso, aparece, também, a necessidade de se relacionar com outras mulheres para refletirem sobre si mesmas e, reiteradamente, a questão do cansaço e da busca por formas de relaxamento.

Duas delas referem-se ao fato de quererem se "soltar". Embora expressa apenas por duas mulheres, essa necessidade era a mais geral, como veremos posteriormente, na análise do trabalho desenvolvido.

Outro aspecto que surge se refere à busca de "aprender" uma técnica específica de dança (lambada, danças de salão etc.), aparentemente ligada às informações veiculadas pelos meios de comunicação de massa, sobretudo a televisão.

O Curso

OBJETIVOS

a. Produzir com o grupo oportunidades de encontro em que as experiências possam ser trocadas, levando à reflexão e ao questionamento do corpo, da vida e do ser mulher.

b. Criar um espaço de partilha das histórias de vida de cada membro do grupo, visando à construção de um vínculo de confiança, autoconhecimento e conhecimento do outro.

c. Dar ensejo ao despertar da consciência corporal pelo conhecimento das diferentes partes do corpo, da existência de uma organização ósseomuscular, das articulações e de todo o sistema fisiológico.

d. Propiciar o conhecimento dos sentidos, por intermédio de vivências ligadas ao olfato, tato, visão, audição e paladar.

e. Levar ao desenvolvimento da atitude de atenção às necessidades do corpo no que se refere às posturas, à movimentação e aos ritmos.

f. Incentivar o desenvolvimento do potencial criativo, através de improvisações.

g. Explorar as várias possibilidades do corpo no que se refere ao ritmo respiratório, ao ritmo cardíaco e à voz, com ênfase, principalmente, no conhecimento da respiração e das repercussões desse trabalho no relaxamento e na busca de um equilíbrio psíquico.

h. Levar ao conhecimento de diversos meios de expressão como recursos auxiliares na pesquisa do movimento e na expressão de emoções, idéias e sentimentos (voz, desenho, pintura, escrita).

i. Experimentar o potencial expressivo das atividades.

j. Explorar a utilização da música como estímulo para a realização de diversas atividades, dando ênfase ao resgate do gosto pelas músicas trazidas pelas participantes.

k. Propiciar o acesso às linguagens do corpo, possibilitando que as participantes se utilizem desses conhecimentos em outros espaços, ampliando assim o uso dessas formas de expressão na criação de outros territórios existenciais.

PROGRAMA DE TRABALHO

O programa de trabalho constituiu-se de encontros semanais às terças-feiras, das 9 às 12 horas, nos quais basicamente foram trabalhados os seguintes aspectos:

a. Introdução à investigação corporal e ao desenvolvimento de atividades fundamentadas nas idéias de Naíza de França, entre outros, e em minhas experiências ligadas ao campo específico da dança e da terapia ocupacional.

b. Realização de vivências de criação e expressão, por meio de exercícios de improvisação e composição.

c. Utilização de diversos meios de expressão (desenho, pintura, escrita, argila etc.) como recursos auxiliares na pesquisa do movimento e na comunicação dos sentimentos, idéias e emoções.

d. Estudo e composição de coreografias.

ORGANIZAÇÃO

a. Número de participantes: dez.
b. Material utilizado:
- 1 toca-fitas e 1 toca-discos;
- 2 caixas acústicas;

- Papel sulfite, papel pardo ou manilha, lápis de cor, lápis de cera e pincel atômico de diversas cores;
- Acolchoados e almofadas;
- Tecidos com diferentes texturas e cores;
- Tintas de diversas cores e pincéis;
- Argila.

c. Espaço físico:
- Sala cedida pelo Serviço de Orientação Familiar—SOF em São Miguel, Zona Leste.

Metodologia

A pesquisa caracterizou-se como participante na qual o pesquisador atua, ao mesmo tempo, como *"insider"* e *"outsider";* ao mesmo tempo em que age como membro do grupo observado, ele também procura observar como se fosse alguém de fora.

Instrumentos

Os problemas que a coleta de dados apresenta para o pesquisador já têm sido extensamente discutidos por exemplo, quando os registros refletem mais o que os pesquisadores pensam ter ocorrido do que o que realmente ocorreu. Para Machado (1988), "segundo Anderson e Burns, os dados freqüentemente podem ser suscetíveis a uma grande variedade de erros. Por exemplo, os observadores podem introduzir crises nas gravações e ter uma má compreensão do que foi observado. Os registros podem refletir mais o que os pesquisadores pensam ter ocorrido do que realmente ocorreu. Esses problemas podem ser minimizados obtendo-se dados através de vários procedimentos, buscando uma triangulação dos mesmos." Assim, tentando superar essas questões, busquei coletar os dados por intermédio de vários instrumentos que passo a descrever.

QUESTIONÁRIO INICIAL

No início da pesquisa foram aplicados questionários a partir dos quais visava-se maior conhecimento da história de vida de cada membro do grupo, bem como de suas expectativas e vontades em relação ao trabalho proposto.

ENTREVISTAS GRAVADAS EM FITA CASSETE

Eventualmente, foram feitas gravações como recurso facilitador no registro de conteúdos expressos pelas participantes.

   a. Em alguns encontros, durante uma ou outra atividade, inclusive servindo depois como documentação do trabalho.
   b. No momento da coleta de informações a respeito da história da Associação de Mulheres da Zona Leste.
   c. Em entrevistas individuais com membros do grupo, visando maior conhecimento de sua história de vida, bem como a criação de espaço para avaliação do trabalho já vivenciado.

MATERIAL ESCRITO E DESENHO

Foram feitos pelas participantes, ao longo do curso, como produto de determinadas atividades e como meio de avaliação de vivências, ao final dos encontros.

FOTOGRAFIA

Serviram como documentação do grupo, do espaço e de algumas atividades, e, também como recurso de que me utilizei para dar um retorno a cada participante, durante a segunda fase do trabalho (avaliação).

VÍDEO

Por iniciativa do grupo, foi passado um vídeo, *E agora, Maria?*, acerca de movimentos populares das Zonas Leste e Sul, que serviu como material para reflexão.

FILMES CINEMATOGRÁFICOS

Durante o período do trabalho, assisti e estudei alguns filmes que apresentavam temáticas ligadas à dança, à educação, ao relacionamento interpessoal (basicamente entre mulheres), a histórias de vida de mulheres, desenvolvendo minha capacidade de observação e reflexão sobre diversas questões.
Alguns deles são:
• *Bagdad Café* — Percy Adlon;

- *A Cor Púrpura* — Steven Spielberg;
- *Tomates Verdes Fritos* — Jon Avnet;
- *Madame Bovary* — Claude Chabrol;
- *Conduzindo Miss Daisy* — Bruce Beresford;
- *Um Anjo em Minha Mesa* — Jane Campion;
- *Shirley Valentine* — Lewis Gilbert;
- *A Outra* — Woody Allen;
- *O Baile* — Ettore Scola;
- *Vem Dançar Comigo* — Braz Luhrmann;
- *Bodas de Sangue* — Carlos Saura;
- *Sociedade dos Poetas Mortos* — Peter Weir;
- *As 200 Crianças do dr. Korczak* — Andrzej Wajda;
- *Sofie* — Liv Ullmann.

DIÁRIO DE PESQUISA

> *Como um diário, (...) conterá o registro de experiências, idéias, medos, enganos, confusões, pensamentos descontínuos e problemas que surgem durante o trabalho de campo.*
>
> Spradley, *in: Machado*

Meus "cadernos", que tiveram lugar central enquanto instrumentos da pesquisa, se constituíam de:

- o "caderno das aulas", no qual registrava observações feitas durante e logo após os encontros. Esses dados orientaram decisivamente a criação de minhas coreografias de avaliação de cada participante;
- o "caderno de formação", que continha meus escritos produzidos a partir das reflexões feitas com Naíza de França, no curso de formação;
- o "caderno de estudos", que combinava notas de campo e reflexões sobre leituras e teorias, no qual eu colocava frases, citações, poesias, textos, fichamento de livros, enfim, tudo que poderia se relacionar e permitir algum agenciamento para meu trabalho;
- o "caderno das aulas com Naíza", que continha meus escritos e desenhos acerca da experiência pessoal sobre o método proposto por ela.

7
Análise da Experiência
— O Processo

> *Ficaremos na superfície, enquanto lidarmos apenas com memórias e idéias. As únicas coisas de valor na vida psíquica são, ao contrário, as emoções. As forças psíquicas só são significativas através da sua aptidão para provocar emoções.*
> Normam O. Brown, *Life against death**

Procuro descrever, neste capítulo, o processo segundo a cronologia dos acontecimentos que me pareceram centrais na experiência realizada. Ao longo dessa descrição, destaco várias cenas (como num filme), a partir das quais certos temas se delineiam. Procuro, então, apresentar algumas reflexões sobre os temas que emergem, combinando as teorizações possíveis e as lembranças que guardo da experiência vivida.

Percebo que, ao mesmo tempo, faço relatos da experiência desenvolvida e da experiência pessoal, que vivenciei no contato com as mulheres.

Sem dúvida, passei por muitas emoções no decorrer de todo o trabalho. Ao me lembrar de cenas por nós vividas, novas idéias me chegam ao pensamento, novos sentimentos, sugerindo diferentes pontos para reflexão. A impressão que tenho é a de que, a cada texto que escrevo, nesse resgate da experiência pela escrita, novos sentidos emergem, com novas nuances, novos comentários, novos modos de ver aquilo que foi vivenciado.

---

* Citado em Alves, Rubem, *Conversas com quem gosta de ensinar.* São Paulo, Cortez, 1989.

Pergunto-me: Como cada mulher viveu essa experiência? O que ficou para cada uma delas, de tudo aquilo que vivemos? Talvez seja esse um estudo a se fazer: ir ao encontro de cada uma delas e resgatar o processo, mas, agora, encontro-me só, com a difícil tarefa de relatar esse trabalho e só posso fazê-lo concentrando-me e revendo o que foi o processo para mim.

Dessa forma, iniciarei meu relato pelo ponto de onde parti... ali... no contato com cada mulher.

Primeiros Encontros:
A Germinação da Experiência

O início do trabalho se deu por volta de agosto de 1989, no espaço do Serviço de Orientação Familiar-SOF, em São Miguel Paulista. Trata-se de uma pequena casa, situada em uma rua estreita, próxima a uma rua principal naquele bairro. Ali realizam-se trabalhos voltados principalmente para a mulher e para o encontro de grupos da região, como era o caso da AMZOL.*

Meu primeiro encontro foi em 8 de agosto de 1989, ao qual compareceu apenas I., justamente a presidente da AMZOL, e ela disse-me, posteriormente, em uma das nossas últimas avaliações em conjunto (8 de junho de 1990), que no primeiro dia me via como uma "pessoa só, em um canto da sala" e que "sentiu pena de mim", pois achava que talvez nosso trabalho não viesse a se concretizar.

Lembro-me de sua expressão de preocupação e desajeitamento, por ter sido ela a única mulher a vir ao meu encontro, uma vez que outras mulheres também haviam sido informadas a respeito dessa reunião.

De qualquer forma, falou-me sobre muitos temas interessantes, e iniciamos uma conversa. Em meio à densidade de todo o conteúdo que emergiu nesse primeiro contato, e em meio às emoções que pude perceber nesse encontro, I. expressava, a meu ver, o que, para ela, era o estado geral em que se encontravam as mulheres. Dava seu "diagnóstico" da situação, manifestando ainda suas dúvidas em relação a mim e a meu trabalho "Você segura a piração? As mulheres estão precisando desabafar", ela dizia.

No meu entender, há muitos aspectos importantes a respeito do sentido dessa frase, muitos sentimentos que permeiam esse comentário, mas essa "necessidade de desabafar" veio a ser um dos aspectos centrais de todo o trabalho. Para mim, isso dizia respeito à necessidade de se expressar, de

---

* Uma descrição mais detalhada sobre o que vem a ser o SOF e a AMZOL encontra-se no capítulo anterior.

se comunicar, de ser escutada, tal como se manifesta, segundo Kehl (1987), no processo de análise, no que se refere à "escuta psicanalítica".

O amor do analista só supre o paciente de uma necessidade fundamental: a de ser levado absolutamente a sério em suas demandas (o que não significa atendê-las), ser escutado com toda a atenção que ele merece.

A meu ver, I. referia-se a essa necessidade do grupo (e dela mesma, talvez) de ser ouvido, e à falta de espaços que pudessem acolher suas demandas e suas necessidades.

Outro aspecto que, de certa forma, se une ao primeiro está ligado à idéia de uma "busca de tratamento", de "cura", questão esta que voltará a ser levantada por muitas mulheres no decorrer de nossos encontros. Essa idéia talvez tivesse surgido, naquele momento, em função da imagem e da fantasia que I. fazia de mim, pois ela, tal como O. e N. (mulheres que eu já conhecia, de outro trabalho realizado em 1988, e que foram as primeiras com quem estabeleci contato por telefone propondo que a pesquisa fosse realizada com aquele grupo), sabia, vagamente, que eu trabalhava com algo ligado à "saúde", à "psicologia" e à "terapia".

Como algumas pessoas sabiam de minha atividade na área da saúde, é evidente que em pouco tempo esse conhecimento se disseminou por todo o grupo.

"Piração" foi a palavra usada por I.. Ora, à medida que a vivência com essas mulheres se prolongava, parecia-me claro que, de fato, havia uma preocupação com a doença, sobretudo na sua dimensão psíquica. Para muitas delas, o fato de ter ansiedades, dúvidas, desejos e tantos outros sentimentos seria "piração". Ora, "piração" exige um terapeuta.

No primeiro contato com I., não respondi a nenhuma das questões que me foram formuladas a respeito desse campo. Pareciam-me questões muito delicadas, que requeriam tempo e convivência para serem mais bem compreendidas por mim e por ela mesma. Procurei, no entanto, escutar o que ela me dizia e entender o que se passava. Além disso, eu pensava em um meio de trazer as outras mulheres para iniciarem um diálogo comigo e com a minha proposta (eu me referia a ela utilizando-me do conceito de dança: "grupo de dança e trabalho com dança").

Para isso, eu continuava a ir ao SOF, semanalmente, observando e reunindo-me com pequenos grupos de mulheres (que eram flutuantes nesse período), procurando propor minha pesquisa e esclarecer algumas de suas perguntas.

Uma das idéias básicas que eu colocava nas reuniões era a de que somente iniciando o trabalho, e vivenciando-o, as dúvidas levantadas poderiam ser mais bem esclarecidas (e outras mais surgiriam! — pensava comigo mesma).

O período inicial parece-me bastante rico e muito complexo. De certa forma, posso considerá-lo como uma fase "visualizável" dentro de todo o processo, uma vez que se constituiu em um tempo em que se estabeleceram as primeiras aproximações entre mim e as mulheres, e das mulheres com a minha proposta. Vejo, agora, que já nesse momento o trabalho havia se iniciado... muitas emoções vinham à tona, muitos sentimentos e uma série de pequenas ocorrências.

Para analisar esse período, que chamo de "primeiros encontros", salientarei alguns pontos, deixando claro que muitos aspectos ficaram de lado pela impossibilidade de abordá-los em sua totalidade.

Uma das questões diz respeito às dificuldades por mim percebidas e à constatação de que essas primeiras reuniões se estenderam mais tempo do que eu imaginava. Para se ter uma idéia, entre a informação, a divulgação e a concretização do trabalho, ou seja, a formação do grupo e o início das vivências com e no corpo, passou-se cerca de um mês e meio. Durante esse tempo, nos reuníamos, ainda, na sala da frente do SOF, perto da porta de entrada daquele local, e só mais tarde, em meados de setembro, é que nos encaminhamos para a sala dos fundos da casa, onde demos continuidade ao processo até o seu término, em junho de 1990.

M., uma das mulheres do grupo, levantou em 7 de junho de 1990, durante uma de nossas avaliações finais, muitos aspectos que me ajudaram na compreensão desse período.

Ela dizia que, assim que ouviu falar da idéia (no início, a comunicação do projeto foi feita "boca a boca", em meio às reuniões daquelas mulheres), imaginava que iria fazer uma aula de dança, do tipo lambada ou alguma outra dança de salão. Dizia também que veio às primeiras reuniões porque I., sua amiga, vinha, ou seja, apoiava-se na amiga, porém sem saber muito bem do que se tratava.

Em resposta ao questionário por mim entregue no momento da inscrição, I. responde à pergunta sobre por que veio fazer o curso da seguinte forma: "Eu não vim ao curso, ele veio a mim".

Escolhi os casos de M. e I. como reflexos de uma situação geral, pois, de certa forma, esse "desconhecimento" pareceu-me comum à maioria das mulheres.

Outros aspectos desse início de trabalho merecem ser ainda comentados. O primeiro refere-se a essa "busca de saúde" à qual já me referi anteriormente. Um pedido ainda a ser traduzido por mim e por elas mesmas.

Outro aspecto é o fato de se apoiarem umas nas outras nessa "busca", a necessidade de uma outra pessoa nesse caminhar, necessidade esta que vai se tornando cada vez mais presente nos encontros, no contato que fomos estabelecendo ao longo do tempo.

Há ainda um outro ponto. Além de elas pensarem em mim como "terapeuta" (encontro com I.), havia uma outra dimensão a ser considerada. Tal como M., e de acordo com comentários feitos por muitas das outras participantes, eu era ainda, para elas, "uma pessoa que vinha de Perdizes, universitária, que queria realizar uma pesquisa", reconfirmando mais uma vez um conhecimento restrito acerca de minha pessoa e do meu trabalho.

Além de todos esses fatores, eu podia perceber uma dificuldade no acolhimento da proposta em si: nem M., nem nenhuma das outras mulheres (com exceção de A.O., justamente a americana que havia feito ioga e natação) havia realizado, até então, qualquer trabalho corporal, dado esse que eu já conhecia, por meio das respostas ao questionário inicial, e que foi se confirmando durante o processo.

Ao contrário, a atuação da maioria delas se voltava para os movimentos reivindicatórios (ou movimentos populares) da região, como por exemplo, Mulher e Saúde, nos quais a linguagem utilizada era sobretudo verbal, dando-se pouquíssima atenção ao próprio corpo e às suas formas de comunicação e expressão.

Como destaca Naíza de França, durante uma de nossas supervisões, o modo de viver da maioria das pessoas não se baseia nessa "escuta" do próprio corpo, daquilo que ele é e daquilo tudo que ele pode vir a ser.

Na obra de Abreu e Silva (1977), encontramos uma consideração feita por Chace. Ela nos diz que "a nossa cultura, centrada na palavra, nos leva a reprimir essas formas de comunicação mais arcaicas, até o ponto em que, como adultos, raramente tomamos consciência de nossa necessidade de sentir empatia através do movimento ou do contato corporal".

Essas mulheres, como logo fui percebendo pelo conteúdo de suas falas e pela própria observação das cenas vividas, não viam, compreendiam ou viviam o próprio corpo como fonte de prazer, de autoconhecimento nem como meio de apreender e aprender o mundo, tornando-se, assim, a minha proposta ao mesmo tempo estranha e inovadora a seus olhos.

Fui ainda percebendo, ao conhecer e analisar suas histórias de vida que, para elas, o corpo era vivido como "corpo-trabalho" (sobrevivência ou atividade doméstica), "corpo-veículo" (que se dirigia às reuniões de bairro) ou ainda "corpo-instrumento" (como o caso de M. que era pipoqueira e vendedora de roupas, "andando pra lá e pra cá") (sic).

Apesar de a maioria das mulheres já estar sensibilizada para trabalhar em grupo, fazê-lo utilizando-se de sua linguagem corporal era, no entanto, um aprendizado novo em relação ao qual uma série de "resistências" apareciam, retardando o início do trabalho propriamente dito.

Em *As classes sociais e o corpo*, Boltansky (1979) nos ajuda a entender esse processo, dizendo que se os indivíduos prestam tanto menos atenção ao corpo e mantêm com ele uma relação tanto menos consciente quanto mais intensamente são levados a agir fisicamente, é talvez porque o estabelecimento de uma relação reflexiva com o corpo é pouco compatível com uma utilização intensa do corpo. Eu acrescentaria a essa idéia (aí também incluindo o que pensa Naíza de França)*, que o que se percebe, na maioria dos sujeitos, em uma sociedade como a nossa, é uma atitude de não-atenção às ações vivenciadas (mesmo as mais simples!) do ser humano.

De qualquer forma, mesmo com essa série de contradições, perceptíveis ou não, naquele momento, no grupo, muitas mulheres continuavam a se dirigir ao SOF, na tentativa de estabelecer uma ligação comigo.

Eu, como pesquisadora (aquela que quer construir e processar um conhecimento), como pessoa, também me aproximava do grupo com expectativas, idéias, que também partiam de referenciais meus (teóricos e provenientes de minha prática comigo mesma e com outras pessoas), mas que só iriam tomar uma forma mais nítida e se delinear a partir da vivência, da atuação, do estar ali. Era necessário tempo para entender o processo, as pessoas e suas necessidades: tempo de conhecer.

Essa aproximação foi ocorrendo de várias formas, como por exemplo por meio de perguntas que me eram formuladas pelas mulheres numa tentativa de saberem um pouco de mim e de minha vida. M., por exemplo, me olhava de uma forma que me parecia um tanto desconfiada. Durante uma ou outra exposição do trabalho, M. me fazia algumas perguntas de caráter pessoal, como por exemplo: "Você é casada? Você mora com seus pais?" Demonstrava, assim, interesse, curiosidade e vontade de se aproximar de mim.

Muitas das perguntas mostravam uma preocupação de caráter moral, envolvendo definições de "certo e errado", "bom e mau", o que me fazia entrar em contato com a questão da moral, no caso, acentuada e expressa pela religião católica, que fazia parte da formação de todas as mulheres (cabe lembrar que a AMZOL tem suas origens em grupos da Igreja Católica).

Além disso, também surgiam outras falas, que revelavam outras dúvidas: "Parece que você está só preocupada em ganhar o dinheiro da bolsa" (I. em 5 de setembro de 1989).

A pesquisa científica já começava a ser questionada logo no início do processo. Era nítida a preocupação em relação ao que era proposto por

---

* Para Naíza de França, o conceito de trabalho é amplo, pois tudo, para ela, é trabalho; qualquer ação, conhecimento, movimento de pesquisa; escrever um texto, refletir sobre a vida, debruçar-se em compreender qualquer situação ou vivência etc.

mim, bem como em relação às minhas intenções e ganhos com esse trabalho.

Assim, esse período de primeiros contatos serviu justamente para viver, sentir e, a partir daí, poder avaliar e decidir-se a participar ou não da proposta.

De fato, a esses encontros preliminares vieram mais pessoas do que as que ficaram para o início do trabalho propriamente dito. Muitas desistiram logo após a primeira reunião, sem qualquer esclarecimento a respeito de suas desistências, outras foram se afastando ao longo desse período. A maioria, no entanto, caminhava passo a passo para um aprofundamento.

Outro dado a ser ressaltado, e que foi facilitando minha entrada nesse primeiro momento, diz respeito ao primeiro questionário que estava em minhas mãos, antes mesmo da primeira reunião, e que pôde me informar um pouco mais a respeito de quem viria, quem estaria interessada em me conhecer. Esses dados não só foram fundamentais para esta chegada, mas também para todo o decorrer de nossa experiência.

Esses encontros foram, pois, o início da construção das relações que foram se processando, pelo desenvolvimento de uma atitude minha de atenção a tudo que era dito, expresso e percebido no contato. É através da observação que se torna possível delinear os objetivos a serem trabalhados, ampliando-os durante a convivência e modificando-os a cada percepção de uma nova necessidade.

E assim chegamos ao segundo momento do trabalho.

Após uma série de reuniões, ficou estabelecido com o grupo que iria participar efetivamente da pesquisa, que trabalharíamos de setembro a dezembro, uma vez por semana, durante duas horas.

A partir do dia 19 de setembro, iniciamos nossos encontros na sala do fundo do SOF, uma sala de tamanho médio, acarpetada, com uma janela, um vitrô, almofadas espalhadas nas suas laterais e um banheiro anexo.

Apesar de essas primeiras reuniões já terem sido realizadas nessa instituição, a escolha desse mesmo local para o trabalho foi também fruto de toda a vivência dos primeiros encontros, e das discussões entre mim e as organizadoras, durante as primeiras reuniões, a respeito do local apropriado para a realização do trabalho.

Nesse processo, pude visitar alguns locais do bairro e perceber a falta de salas apropriadas para o tipo de trabalho proposto, o que refletia novamente a falta de trabalhos corporais, da forma como eu propunha, naquela região. Segundo informações das próprias mulheres, era freqüente encontrar, na Zona Leste, apenas salões de baile ou academias de ginástica.

A segunda consideração a fazer refere-se ao próprio processo de escolha do local, no qual foi possível perceber aspectos ligados às mulheres que me auxiliaram, depois, na reflexão sobre de que ponto poderíamos partir no trabalho de dança. A respeito disso, um fato pode ser esclarecedor.

Em um dos dias que me dirigi à Zona Leste, combinei com duas ou três mulheres da AMZOL para me levarem a alguns locais que elas achassem convenientes para a realização da proposta de trabalho. Segundo elas, era necessário que tal escolha recaísse em São Miguel, para que não fosse privilegiado este ou aquele bairro, pois São Miguel era um ponto central para todas elas.

Um dos locais era um centro de saúde da região, outro era uma sala ampla, de tacos, fria e escura, onde se realizava treino de Kung Fu, e cujas paredes estavam repletas de armas. Numa das reuniões seguintes, discutimos esse assunto, e eu devolvi ao grupo minhas impressões "negativas" desse segundo local, dizendo: "Para mim, dá uma sensação ruim, me parece um local violento, onde eu não me sentiria bem em trabalhar com vocês". No entanto, elas me olharam com surpresa e disseram não terem percebido a existência das armas na parede. Essa reação era um dado sobre a desatenção na observação do espaço externo, e sobre a não-atenção à capacidade e às possibilidades do sentido da visão. Mas também me ensinava que o encontro que cada sujeito ou grupo tinha, com o que Suely Rolnik denominou de outro corpo (humano ou não) era extremamente particular e único: a forma com que fui afetada naquele momento por aquelas armas era muito diferente do que aconteceu com as mulheres. De qualquer forma, através deste fato e da minha experiência, decidi iniciar o trabalho de dança explorando, justamente, o sentido da visão.

O Desenvolvimento da Experiência

AS PRIMEIRAS VIVÊNCIAS

Nos primeiros encontros do trabalho propriamente dito, realizamos nossa primeira vivência: a chegada ao espaço onde iria ter lugar nossa convivência nos meses seguintes.

Propus que as mulheres pesquisassem, conhecessem o local, desenvolvendo uma atitude de atenção a tudo que poderia ser por elas captado: luminosidade da sala, cor da parede, percepção do tamanho da sala, etc. Elas teriam, depois de um tempo de observação, a possibilidade de comunicar ao grupo tudo aquilo que perceberam, aquilo que lhes chamou a atenção, aquilo de que gostaram e de que não gostaram naquele espaço.

Para María Fux, "o espaço é um elemento vivo e pode converter-se em algo sensível se utilizarmos nosso corpo como instrumento".

O desenvolvimento de uma atitude de atenção é uma outra idéia trazida por Naíza de França que, a meu ver, deve ser frisada. Refere-se a uma postura frente ao mundo, à própria vida, utilizando-se dos sentidos, das possibilidades do corpo para aprender e conhecer o mundo interno e o externo. Para isso, era necessário tempo, empenho e concentração.

Para esse trabalho, as mulheres iniciavam sua pesquisa observando o espaço externo, mas já entrando em contato com o que chamarei de "mundo interior". Eu lhes chamava a atenção para perceberem, também, a emoção que cada observação lhes causava: O que sentiam? Quais sensações lhes dava este ou aquele aspecto da sala?

Para tornar mais clara a metodologia do trabalho, vou me deter em um exemplo particular: havia um cartaz em uma das paredes com colagens de fotos, cuja temática ligava-se à mulher; em uma das fotos, havia uma figura com duas mãos juntas.

Ao iniciarmos o relato daquilo que cada mulher havia observado, O. referiu-se a essa figura, explicando-me seu significado: "Um símbolo do feminismo". Associou ainda, a essa foto, outras idéias referentes à sua própria história. Outras mulheres do grupo fizeram comentários a partir da fala de O., dando lugar a uma reflexão bastante interessante sobre vários temas, tais como os movimentos de mulheres, as lutas de que muitas participaram, o sentido de muitos de seus trabalhos com mulheres etc. Muitas não haviam observado o cartaz em questão, mas outros pontos da sala, trazendo outras falas, outros sentimentos e outras reflexões, que foram igualmente trabalhadas.

A respeito dessa cena, posso então fazer algumas considerações:

1. Toda essa vivência inicial se deu através de um primeiro estímulo, o visual.
2. Essa vivência possibilitou que as mulheres se percebessem como seres sensíveis, que afetam e são afetados permanentemente, que apreendem o mundo e buscam compreendê-lo.*
3. As mulheres experimentavam uma primeira aproximação com o corpo, que pode conhecer, descobrir, possibilitando o questionamento da própria função desse corpo e de si própria: Com que finalidade me utilizo de meus olhos? Como o meio em que vivo me toca, me abala, pode me emocionar?

---

* Queremos antes de tudo precisar a palavra "sensibilidade", definindo-a: "Baseada numa disposição elementar, num permanente estado de excitabilidade sensorial, a sensibilidade é uma porta de entrada das sensações. Representa uma abertura constante ao mundo e nos liga de modo imediato ao acontecer em torno de nós." (Ostrower, 1987:12).

4. Iniciou-se uma prática de conversas em grupo, onde um fala e o outro procura escutar. De um lado, a vivência individual, de outro, as vivências no coletivo.
5. Pude perceber que, apesar do sentimento de desconfiança e vergonha presentes, as mulheres tinham vontade e disponibilidade para expor seus sentimentos e trazer suas histórias de vida. Ficou claro que elas necessitavam expressar suas angústias e suas emoções, tanto que, desde esse primeiro encontro, muito foi dito, colocado para fora e comunicado ao grupo.
6. Pela quantidade de conteúdos emergentes, eu percebia o acúmulo de conversas não realizadas em suas próprias histórias de vida. Nesse sentido, a construção daquele espaço parecia vir ao encontro de um pedido de cada mulher.

Convém destacar que o trabalho de construção de vínculos entre as pessoas constitui-se, também, em um de meus objetivos. Objetivo em minha vida pessoal e, creio, objetivo de meu trabalho. A necessidade dessa prática também é acentuada por Naíza de França, por entender a importância das relações no crescimento, no aprendizado, na formação do indivíduo. Freire (1978), acompanhando esse ponto de vista, nos diz: "Este mundo é o encontro de cada um consigo mesmo e os demais".

7. No que se refere à metodologia do trabalho, já é possível perceber, a partir desse exemplo, que uma atividade vai se desdobrando em outra. Essa atividade descrita, por exemplo, deu origem à reflexão, ao conhecimento de si e do outro no grupo, através da troca entre as participantes. Possibilitou, também, um deslocamento das mulheres no espaço e alterações nas posturas frente à realização desta pesquisa, permitindo ainda que pudessem perceber que, em toda ação, o corpo se expressa, sente e está em movimento.

Essa constatação pode ser relacionada à proposta por Freire (1983), na vivência conjunta de mulheres e seus filhos na Vila Madalena, quando nos dizem que: "Cada atividade dá origem a outras atividades, ampliando e aprofundando o trabalho". É justamente essa a essência do método adotado: o desdobramento das atividades, umas a partir das outras.

Assim, escolhi iniciar o trabalho com o sentido da visão porque me dei conta da atenção insuficiente que as mulheres davam a ele. Por outro lado, essa escolha deu a oportunidade de abertura de muitos caminhos novos, sempre a partir dessa relação entre a solicitação das mulheres e a minha experiência profissional.

8. Outro aspecto diz respeito ao momento em que o conteúdo é expresso por meio de palavras, não havendo exclusão de qualquer forma de comunicação. Segundo Ostrower (1987), usamos as palavras como mediadoras entre o nosso consciente e o mundo. "Quando ditas, as coisas se tornam presentes para nós."

Assim, utilizamos também a comunicação verbal, procurando desenvolver as possíveis formas de expressão das mulheres, chamando sua atenção para o fato de que uma forma de expressão integrava-se à outra; fazê-las valorizar as possibilidades e as capacidades do corpo, entendendo-o como via de linguagem (no momento em que falavam, expressavam seus sentimentos, faziam gestos para comunicar-se etc.), num trabalho de apropriação de si mesmas, enquanto portadoras e criadoras dos mais diversos recursos expressivos.

9. Um último aspecto diz respeito à introdução do componente emocional nessa pesquisa. Ao perceberem o que as tocava e como o meio externo as tocava, a atenção e a percepção de cada mulher voltava-se para o mundo dos afetos, dos sentimentos. Lembro-me, por exemplo, de N., que disse em uma de nossas avaliações que, naquele trabalho, sentia que sentia, ou seja, começava a valorizar de forma efetiva os seus sentimentos, as suas emoções, enfim o "seu existir".

A partir dos encontros seguintes, introduzi um outro meio de facilitar a entrada das mulheres no conhecimento de si, do espaço e do grupo. Assim que chegavam à sala eu dizia algumas palavras que as levava a dirigir a atenção para si mesmas. Mais do que um exercício de concentração, eu auxiliava cada uma delas a voltar seus olhos para dentro de si buscando estabelecer uma conversa consigo. Essa conversa ia ocorrendo pela atenção àquilo que o corpo pedia a cada momento, ou seja, da percepção das necessidades indicadas pelo próprio corpo. Por exemplo:

Comecem a perceber em que local da sala vocês querem trabalhar hoje. Comecem a sentir em que postura o corpo quer ficar: em pé, sentadas, deitadas, perto da janela, no canto? Comecem a perceber quais movimentos o corpo quer realizar: esticar o braço, dobrar a perna? Ele pede para que a mão mexa no pé, quer se espreguiçar? O que o corpo, isto é, o que vocês necessitam?

Essa chegada se repetia a cada encontro, constituindo-se em outro ponto metodológico do trabalho, também proposto por Naíza de França, que visa desenvolver, em cada participante, a sua "voz". Uma voz que, a princípio, vinha de mim, mas que aos poucos poderia ir sendo introjetada como sua, por elas, uma vez que levava as mulheres a pensar e a perceber as vontades e as necessidades expressas pelo próprio corpo (entendido, aqui, como uma espécie de "antena", que detecta uma ação possível).

Assim, a partir dessas palavras que iam facilitando a cada mulher perguntar-se e perceber o que ia aflorando de dentro de si como vontades, necessidades e sentimentos, começaram a ser expressos e comunicados conteúdos muito particulares e diferentes dentro do corpo.

Cada mulher ia construindo seu próprio processo, de acordo com seu ritmo e possibilidades a cada encontro. No entanto, um fato foi comum à maior parte delas nesse início: a necessidade, a vontade de deitar-se no chão, a busca de relaxamento e de descanso, o que ocorreu ao longo de vários encontros e que, por isso, parece ser bastante importante e significativo dentro do processo.

A cena das mulheres espalhadas na sala, de braços abertos e olhos fechados é muito presente em minha memória.

Para analisar esse movimento, convém seguir passo a passo algumas considerações:

1. Tomar essa posição parecia ser uma necessidade de muitas delas. Somente duas mulheres não o faziam: M., que durante os dois primeiros encontros permaneceu sentada, observando a mim e a tudo o que se passava no grupo, e A., que apresentava dificuldades ao sentar-se ou ao deitar-se no chão, por problemas orgânicos (hemorróidas). As outras mulheres, apesar de expressarem desajeitamento, vergonha e timidez, pareciam considerar aquela solicitação do corpo como necessária e possível naquele momento.

2. Além dos sentimentos acima observados, surgiu também, para algumas mulheres, uma sensação de estranheza e surpresa por terem realizado aquele movimento. Parecia que muitas delas sentiam-se cansadas, desgastadas, mas não tinham a dimensão exata desse estado e da própria necessidade de descanso que o corpo lhes revelava. Tal sentimento de surpresa surgiu, por exemplo, para algumas, no momento em que sentiram muita vontade de espreguiçar-se e bocejar repetidas vezes.

3. Apareceu também, durante essa vivência, uma enorme gama de preconceitos em relação ao que estava ocorrendo. Idéias do tipo: "se estou descansando, não estou produzindo; não estou agitando; não estou fazendo nada" e, conseqüentemente, "não devo fazê-lo".

Nesses comentários, eu percebia a existência de uma voz interna bastante repressora, um julgamento que a maioria delas fazia de si e da vivência, com um forte caráter moral ligado a conceitos de "ruim", "errado" ou "não devo". Era claro para mim que, já a partir dessa experiência, o conflito mais uma vez se evidenciava, surgindo sentimentos contraditórios em relação à vivência.

4. Foi expresso também, por outros comentários feitos por muitas delas, um sentimento de culpa pelo próprio fato de se darem ao direito de escutar e realizar aquilo que vinha como pedido do corpo. Muitas disseram que estavam "acostumadas" a servir e a dar atenção ao outro (marido, filhos, netos ou mesmo às outras mulheres que participavam dos grupos de reflexão organizados e dirigidos pela AMZOL) e não a si mesmas. Dessa forma, o conteúdo dos sentimentos que as atravessava era bastante complexo.

No meu entender, a necessidade de deitar-se no chão parecia bastante pertinente, pois eu já havia percebido a existência latente dessa solicitação. Na leitura dos dados levantados a partir do questionário, em resposta à pergunta do por que fazer esse curso, encontrei colocações do tipo:

- "Abrir a mente, relaxar, descansar" (I.).
- "Espero um bom relaxamento" (O.).
- "Encontrar um pouco comigo mesma" (N.).
- "Me relaxar um pouco" (A.).

Também nas observações feitas durante os primeiros encontros, muitas mulheres se referiam ao seu desgaste e cansaço, usando principalmente as palavras *"stress"* e "estafa", como já apontei anteriormente.

Além disso, uma série de comentários das mulheres a respeito de um tema específico, a situação vivida por uma delas (O.), que no ano anterior tivera um *"stress"*, sendo obrigada até a tomar medicamentos psiquiátricos, me fez ver que, no grupo, O. estava representando a pessoa que estava vivendo uma condição (limite, talvez), temida por todas elas.

Essa necessidade se salientava de tal maneira que encontrei, no meu diário de pesquisa, a seguinte frase sobre esse período dos chamados "primeiros encontros":

"A impressão que tenho é a de que este trabalho, num primeiro momento, vai ser o silêncio, o descanso, o deitar-se." (5/9/1989).

Assim, a necessidade desse trabalho, voltado para a busca de alívio, de relaxamento, do experimentar permanecer deitada no chão de forma confortável, se confirmou, estendendo-se ao longo dos dois primeiros meses da pesquisa (setembro/outubro).

A partir daí, outras atividades foram se desdobrando e o trabalho foi se aprofundando e sendo ampliado, cada vez mais atingindo outros objetivos e outras questões necessárias ao grupo.

Trataremos a seguir de alguns desses outros desdobramentos:*

PRIMEIROS DESDOBRAMENTOS: A INICIAÇÃO AO CONHECIMENTO DO CORPO

> *É no corpo que provo, por mim mesmo, o sentido mais profundo que cada um de nós dá espontaneamente ao verbo existir, isto é, estar aqui, se manifestar. É pelo corpo e somente por ele que eu posso estar aqui e manifestar.*
> A. de Waelhens, *Existência e significação*

A iniciação ocorreu por meio de várias vivências e de diferentes formas, das quais destaco as principais. Essa descrição não segue uma ordem cronológica exata, porque procuro destacar os objetivos das vivências para melhor compreensão da experiência.

Num primeiro momento, as atividades foram desenvolvidas a partir do plano baixo (no chão).

A ATENÇÃO

A partir do plano baixo (após o momento em que as mulheres se orientavam para essa posição), eu dizia algumas palavras a fim de que elas dirigissem sua atenção para algumas partes do corpo: coluna, pés, braços, pernas, cabeça, quadril etc. Para facilitar essa pesquisa, sugeria ainda que as mulheres sentissem o peso do corpo no chão ou os seus apoios. Perguntava, por exemplo: quais partes do corpo estão tocando o chão? Vez ou outra, realizávamos ainda essa experiência de olhos fechados, para facilitar a concentração e o contato consigo mesmas.

Essas vivências foram bastante interessantes, na medida em que era um trabalho novo para a maior parte das mulheres — descobrir como é o próprio corpo.

No caso específico dessa atividade, além de estarmos lidando com o conhecimento da anatomia, da organização ósseo-muscular do corpo, vínhamos responder a uma necessidade central de grande parte das mulhe-

---

* Apresentarei, de forma esquemática, as atividades que foram sendo realizadas, primeiramente a partir do plano baixo (no chão). Essa forma, no entanto, não segue uma cronologia exata, apenas fornece uma melhor compreensão da experiência.

res que, conforme já vimos, era basicamente encontrar meios de relaxamento e busca de alívio. A volta da atenção para si, para o próprio corpo, sem dúvida, auxiliava-as na busca de equilíbrio psíquico (trabalhos desse tipo são relatados por muitos profissionais, como, por exemplo, os métodos de relaxamento compilados por Pethö Sándor (1982) e outros.

Assim, fica claro um outro aspecto metodológico da experiência, que é o de trabalhar com vários objetivos dentro de uma mesma atividade.

O RITMO RESPIRATÓRIO

Um segundo ponto que foi pesquisado pelas mulheres, logo no início de nossas vivências (também a partir do momento em que tomaram a decisão de deitar-se no chão), refere-se à atenção e ao conhecimento do ritmo respiratório, outra tônica bastante importante dentro do nosso trabalho.

Assim que elas começaram a freqüentar nossos encontros, percebi que muitas delas prendiam a respiração e apresentavam pouca mobilidade da musculatura torácica. Tal como ocorria em relação às partes do corpo, havia uma desatenção e pouco conhecimento dessa necessidade corporal. Muitas delas disseram, em avaliações grupais, que não haviam percebido até então o significado do movimento respiratório e tampouco as possíveis repercussões de um trabalho de conscientização disto. Fux (1983) já havia percebido esse fato em sua prática com dança, escrevendo em sua obra que "um dos problemas que surgem no decorrer da aula, com crianças e adultos, é a presença das diferentes tensões físicas e psíquicas trazidas na vida diária e que unidas ao encontro de movimentos desconhecidos vão contraindo os corpos até esquecer a respiração". Nesse sentido, eu as auxiliava a se lembrar dessa questão. No entanto, cabe lembrar que, nesse primeiro momento do trabalho, eu me detinha em fazê-las viver e perceber o que nos diz Sivadon (1986), ou seja, que "a respiração é uma das necessidades primárias junto com o sono, fome e sede".

Mais tarde, por meio de outras vivências, o significado da respiração vai ser redimensionado e ampliado pelas mulheres.

A VOZ

Outra experiência que foi realizada, estando as mulheres deitadas com os olhos fechados, refere-se ao conhecimento da própria voz e da voz das outras participantes do grupo, um outro aprendizado a respeito do corpo.

As vivências ocorreram após os primeiros trabalhos relacionados à investigação corporal, sendo que a primeira delas, a partir do dia 10 de outubro de 1989, foi introduzida no final da aula, quando procurávamos conversar sobre o que cada mulher sentia e pensava a respeito do que era vivido.

Esse tipo de avaliação (conversar de olhos fechados), de certa forma, também ocorreu como conseqüência do cansaço que estava sendo percebido justamente naquele momento. Assim, permanecer até o final da aula, naquela posição, descansando a vista, era ação bastante pertinente para as mulheres.

Nesse dia (durante o processo, esse trabalho repetiu-se várias vezes e com variações em sua metodologia), as mulheres, deitadas no chão, diziam algumas palavras que lhes vinham ao pensamento a respeito da experiência de olhar para si.

A meu ver, essa avaliação ocorreu de forma muito emocionante para o grupo, pelo conteúdo trazido, pela sensação de estarem jogando, brincando, pelos sentimentos que brotaram e, finalmente, porque o trabalho de dar atenção à própria voz e à voz das outras mulheres era uma experiência nova. Eis a fala delas:

O: "Direito".
AO: "Tempo para a gente".
L: "Descobrir, conhecer".
A: "Valorizar a saúde".
A: "Vida".
M: "Desabafo".

As primeiras palavras ditas deram origem à reflexão sobre algumas idéias, opiniões, troca de sentimentos e emoções. Por exemplo, discutiram a respeito da dificuldade de darem tempo e atenção para si próprias, questão esta que surgira em encontros anteriores e que aqui retornava de uma outra forma.

A partir desse relato, posso tecer algumas considerações.

Essa primeira experiência introduz o conhecimento das participantes, não mais através da observação visual, mas a partir da escuta da voz e da palavra da outra pessoa.

Eu havia percebido, logo no início de nossos primeiros encontros, que havia muita dificuldade, dentro do grupo, para uma mulher escutar a outra, prestando realmente atenção ao conteúdo e ao significado da fala (de si própria e da outra). Eu estava trabalhando, assim, a comunicação e a relação entre as pessoas do grupo, uma outra tônica bastante importante dentro de minha proposta.

O fato de estarem de olhos fechados ao falar as auxiliava a exercitar a própria voz, podendo se apropriar do conteúdo que emergia (Naíza de França, em um de nossos trabalhos, chamava-mee a atenção para a dificuldade de a maior parte das pessoas prestar atenção àquilo que é dito por elas mesmas, dissociando o pensamento do sentimento e da palavra). Esse tipo de dificuldade dentro do grupo ia se confirmando para mim. Trabalhar por este caminho me pareceu, então, viável.

Por diversas vezes, encontrei as mulheres falando entre si apressadamente, uma interrompendo a fala da outra, impedindo que cada uma concluísse sua idéia. Tal fato, a meu ver, ocorria como expressão de sentimentos que eram vividos pela maioria, como angústia, aflição e apreensão. Assim, essas vivências podiam ser um meio de trabalhar justamente essas questões, através do escutar e do dizer.

Como já foi dito, foram muitos sentimentos suscitados por essa atividade. Um deles diz respeito à satisfação e à alegria que muitas sentiam em realizá-la, ao seu aspecto lúdico.

Para Winicott (1970), "a atividade do jogo facilita o crescimento e, através disso mesmo, a saúde", ou seja, a vivência realizada vinha ao encontro de uma necessidade real, já manifestada por elas.

É importante ainda frisar que essa vivência também serviu para o grupo como meio de avaliação e elaboração do trabalho, uma preocupação fundamental dentro de minha proposta (essa questão voltará a ser abordada mais adiante).

Como se poderá verificar no decorrer da exposição deste trabalho, essa vivência abriu todo um outro campo de pesquisa ligado ao conhecimento e desenvolvimento do sentido da audição.

O TOQUE

Outra forma de trabalho que foi sendo realizada com o grupo na busca de aproximação com o próprio corpo diz respeito à descoberta e à vivência do tocar.

Já no início do processo, as palavras que eu ia dizendo, levando-as a dar atenção e voltar-se para o próprio corpo, diziam respeito também a essa questão. A partir do momento em que as mulheres se deitavam e começavam a sentir o contato do corpo com o chão, eu propunha que elas experimentassem tocar o corpo com as próprias mãos. Eu perguntava: "Que sensação ocorre através desse toque? O que vocês estão descobrindo por meio desse caminho?"

Eu pensava que, depois das vivências de pesquisa do espaço da sala por meio da visão, seria interessante desenvolver também essa outra forma de chegar a si: tocar o corpo a fim de conhecê-lo.

Para facilitar ainda mais o desenvolvimento desse trabalho, eu pedia para que as mulheres fechassem os olhos, não só para fazê-las descansar da utilização da visão, mas para favorecer maior concentração na vivência proposta (mais adiante, percebi outras repercussões desse procedimento).

De imediato, ao refletir sobre essas experiências, percebo que, naquele grupo, o ato de usar as mãos para aprender a conhecer a si também se constituía em algo inovador e, às vezes, muito difícil para a maioria delas, suscitando-lhes diferentes sentimentos e diferentes idéias.

As primeiras vivências foram realizadas de forma espontânea pelas mulheres. Eu lhes propunha a atividade, mas não dirigia a ação para qualquer parte específica do corpo: as mulheres escolhiam onde tocar e como iniciar esse conhecimento. Assim, lembro-me de que cada mulher iniciou o seu processo de forma bastante peculiar.

O., por exemplo, em 19 de setembro, iniciou sua pesquisa pelo rosto, dirigindo-se depois para os membros inferiores, enquanto I. se deteve principalmente no tocar as próprias mãos. Assim, os caminhos eram muito diferentes dentro do grupo.

Como as mulheres ainda vivenciavam a posição de estar deitadas no chão, começavam esse contato basicamente no rosto, nos membros superiores (principalmente braços e mãos), na coluna e no tocar levemente todo o corpo, como se estivessem fazendo um reconhecimento mais geral dele.

Em meio a tantos sentimentos que puderam ser percebidos, ressalto a timidez, o desajeitamento e a vergonha que influenciavam na maneira pela qual realizavam esse início de aprendizado (O., por exemplo, propunha que essa pesquisa fosse feita de olhos fechados, como forma de lidar com esses sentimentos).

A meu ver, o próprio fato de pesquisarem as partes mais próximas do campo visual, ou seja, os braços, mãos, ombros ou mesmo o rosto, levantava a hipótese de que isso ocorria não só devido à posição em que a maioria estava, facilitando o toque com as mãos nessas áreas, mas talvez também por insegurança e vergonha de se aproximarem de áreas consideradas proibidas ou menos conhecidas, sendo escolhidas aquelas partes que são mais utilizadas e conhecidas no dia-a-dia (como é o caso das mãos, por exemplo).

Lembro-me de A.O., que em uma das avaliações realizadas, muito tempo depois (10/5/1990), dizia não estar "acostumada a tocar o próprio corpo" e tinha até preconceito em fazê-lo. Comentou: "Bom mesmo é ser tocada por um homem" (17/10/1989).

Por aí se percebem algumas das dificuldades presentes. Por outro lado, também surgiram outras falas, que mostravam o prazer e a satisfação nesse experimentar, tal como nos indica a fala de A.L.: "Descobri que é bom ser tocada".

A partir dessas primeiras vivências, de acordo com o que as mulheres puderam descobrir, abriram-se outros campos de pesquisa e reflexão. Muitas atividades foram sendo acrescentadas e a proposta pôde ser ampliada e aprofundada.

Cabe aqui introduzir, para maior compreensão do processo, alguns desses caminhos que, sem dúvida, serão melhor analisados posteriormente. São eles:

1. Ao tocar-se, já no primeiro momento desse tipo de trabalho, as mulheres percebem a existência de dores e locais de muita tensão no corpo, dando origem, assim, a todo um outro campo de pesquisa e reflexão.

2. Ao tocar-se, elas se lembram de cenas de suas próprias vidas, que serão resgatadas por elas mesmas a partir da abertura de seu espaço de reflexão e troca.

3. Com a alteração das posturas (atividades realizadas no plano médio e alto), o trabalho de toque também pôde ser aprofundado, à medida que esse tipo de trabalho foi sendo introjetado e mais bem aceito pelo grupo.

O GESTO

Por último, destaco o conhecimento do corpo por meio dos movimentos no espaço, a partir do qual pude introduzir o trabalho de criação com os exercícios de improvisação.

Primeiramente, as mulheres, ou melhor, a maioria delas, estando na posição deitada, pesquisou os movimentos dos membros superiores, principalmente o movimento dos dedos das mãos, do punho, do cotovelo e do ombro.

Nessa pesquisa, também foi introduzida a música, que facilitava o trabalho, pois elas podiam acompanhar o ritmo com o corpo.

Lembro-me, por exemplo, de I., que realizou uma dança bastante interessante, movimentando os dedos das mãos e a cabeça. Apesar de sua timidez, ao final dessa vivência descreveu sua satisfação em criar e descobrir aqueles movimentos.

Outra parte do corpo também muito pesquisada pelas mulheres foram os pés. Esse trabalho fez com que S., por exemplo, percebesse que o brincar com seus dedos não só lhe trazia a percepção da existência dessa parte do corpo, mas constituía-se numa brincadeira gostosa, que lhe propiciava uma sensação de alegria e relaxamento.

É importante ressaltar que, através dessa atividade, é possível perceber a ligação entre o movimento e a emoção.

A respeito do trabalho de iniciação ao conhecimento do corpo, algumas reflexões parecem-me fundamentais dentro do processo. A primeira refere-se à percepção de que essas vivências foram sendo introduzidas juntamente, a partir da observação do meio externo, como que permitindo que as mulheres voltassem seu olhar para fora e para o próprio corpo, num mesmo processo.

Além disso, eu procurava despertar, em cada mulher, a curiosidade, a vontade em conhecer o que tinha, o que poderia e era capaz de criar com o próprio corpo. Essa idéia, em muitos momentos, me pareceu aceita, compreendida pelo grupo. Em meio a tantas surpresas e dificuldades, no final de um de nosso encontros, M. diz: "A gente não percebe o que tem" (10/10/1989).

Um dos pontos que ficou para I., a respeito de todo o trabalho, diz respeito também a essa experiência. Ela sintetiza o trabalho como "conhecer algumas partes do corpo e concentrar-se naquilo que faz", o que denota uma apropriação, por parte de I., da idéia de possibilitar o autoconhecimento por meio da investigação corporal.

Para Abreu e Silva,

> o trabalho de corpo através da dança possibilita o crescimento pessoal, sendo que um dos aspectos desse crescimento, além da melhoria da respiração e da postura, é o trabalho de imagem do indivíduo, visando ao seu autoconhecimento e, por conseqüência, a expansão da consciência.

Essas atividades que visavam ao conhecimento do corpo se estenderam ao longo de todo o processo. Primeiramente, realizadas no plano baixo, passando depois para o plano médio (sentada ou ajoelhada), e finalmente no plano alto. Cabe, no entanto, colocar que esse último foi pouco explorado, talvez por falta de tempo para maior aprofundamento, mas principalmente porque a necessidade da maioria das mulheres era a de estar no chão, deitadas, procurando ali, naquela posição, uma forma de relaxar.

Por meio da reflexão sobre essas vivências, percebo que tratávamos do conhecimento do corpo no que se refere à sua organização ósseo-muscular, à sua anatomia e à sua fisiologia, porém o componente emocional sempre era levado em conta: ao tocar o corpo, ao movimentá-lo, ao descobrir o novo em si mesmo, eram provocados inúmeros e complexos sentimentos e sensações. Ao final de cada trabalho, procurávamos refletir a respeito dessas experiências, possibilitando um intercâmbio bastante importante entre as mulheres.

Iniciamos, nesse período, uma alternância de trabalhos em silêncio e com música.

Por último, quero destacar a descoberta da dor e das tensões musculares, a partir dessa primeira aproximação com o corpo. Essa percepção vai dar origem, assim, a um segundo plano de desenvolvimento da experiência.

A DESCOBERTA DA DOR

> *Toque*
> *A dor*
> *Autopercepção/sustos e cuidados*
> Liberman, *Diário de pesquisa.*

Apesar de as mulheres terem expressado, em suas falas e nas respostas ao questionário, sua sensação de cansaço e a necessidade de terem um tempo para si, elas ainda não haviam tido a oportunidade, como agora estava ocorrendo, de perceber concretamente, no próprio corpo, a existência da dor e da tensão muscular.

Na verdade, o que até então não estava presente ainda em suas consciências é o fato de que o corpo "fala" e expressa o que se passa com a pessoa. Assim, no trabalho de iniciação ao conhecimento do corpo, elas estavam começando a se dar conta, como diz Fux(11) de que o corpo é um "instrumento de linguagem".

A partir daí, iniciamos um trabalho a fim de lidar com essa nova condição, uma vez que essa descoberta suscitou, em cada uma delas, sentimentos muitas vezes difíceis, como angústia, apreensão e susto.*

L., por exemplo, ao perceber que todo o seu corpo estava dolorido (principalmente a partir do dia 10/10/1989), trouxe ao grupo muitas apreensões. Algumas das mulheres, mobilizadas por essa experiência que, em diferentes níveis e de diferentes formas, dizia respeito a cada uma delas, chegaram a lhe dar idéias para o alívio da dor (chás, banho de lama, etc.).

No entanto, eu procurava trabalhar essa questão a partir do que já estava podendo ser experimentado por elas, ou seja, trabalhar com a respiração, com o próprio toque, com a expressão dos conteúdos internos. Eu esclarecia, ainda, não só a L., mas a todas elas que, apesar de ser muito difícil tomar consciência, entrar em contato com o estado do corpo e com os sentimentos que iam surgindo, isso poderia abrir caminhos para o autocuidado ou mesmo para a reflexão sobre formas de alteração da própria qualidade de vida. Dizia também que as dores do corpo eram sintomas e jeitos de o corpo expressar conflitos, dificuldades e problemáticas ligadas ao próprio viver, e que a dor, como nos diz Kanichi-Sato,** era sinal de que o corpo estava acordando.

---

* Considero a descoberta da dor um momento específico na experiência, pela densidade do que foi vivenciado em relação a essa questão e pelo tempo bastante longo em que nos empenhamos em tratá-la.

** Tal comentário era feito pelo professor de natação em suas aulas. Para conhecer melhor sua filosofia, vide referências bibliográficas.

No entanto, essas colocações as atingiam de diferentes formas, segundo sua própria história, sua disponibilidade, sua possibilidade de compreensão e ação. Assim, cada uma viveu e tratou dessa questão de diferentes maneiras. Cada caso exigia ser estudado separadamente. Destaco, porém, dois deles, a fim de podermos, pelo menos, ter uma visão geral a esse respeito.

Voltemos ao caso de L.. Esta queixou-se de muitas dores, principalmente nos braços. Começou a trazer para o grupo fatos de sua história de vida, história de perdas e doenças (pulmão), dizendo que "quase morreu".

Ela participou das vivências do grupo por alguns meses e, ao longo desse tempo, dei atenção particular às suas queixas de dores no corpo, pois percebi sua aflição e seu desespero. Continuou a vir aos encontros até o início do ano seguinte, e depois não mais apareceu. Voltou a falar comigo apenas no nosso último dia de trabalho (28/6/1990).

Revendo esta história, percebo meu limite em compreendê-la com mais profundidade. Parece, no entanto, que L. não suportou o ver e lidar com as dores e os problemas da própria vida.

Vejamos agora o caso de N., que percebeu de forma bastante clara suas tensões corporais, principalmente na região do ombro, do pescoço e da nuca.

Foi durante o processo de olhar para si, para seu corpo, para suas tensões, que ela começou a refletir como estava vivendo sua própria vida, suas dificuldades, suas percepções, trazendo questões muito tocantes ao grupo e que diziam respeito à maioria delas. Ela era uma das mulheres que trabalhava com política na Zona Leste. Era assessora de um vereador daquele bairro, participando freqüentemente de reuniões, além de cuidar de sua casa e estudar à noite. Em suma, N. exercia muitas funções. Tinha uma vida repleta de atividades, procurando ainda participar do grupo de dança uma vez por semana.

Lembro-me de um encontro (7/11/1989), no qual N. chega como um "furacão" (imagem usada por mim, procurando descrever e devolver a N. a sua chegada à sala). Assim que entra, deita-se, abre os braços, desabotoa o botão das calças, que pareciam apertadas, e inicia toques na região dorsal do pescoço, no rosto e na cabeça. Ao mesmo tempo, procurava prestar atenção em sua respiração e procurava também permanecer de olhos fechados. Isso ocorreu em um momento de maior aprofundamento do trabalho, no terceiro mês de nossa experiência.

No decorrer do processo de descoberta de suas dores, N. trouxe para o grupo pensamentos e sentimentos tais como uma percepção bastante forte (e isso foi expresso no último encontro, 28/6/1990), de que "tinha consciência de que não estava conseguindo priorizar a si mesma", no que se refere a obter tempo para cuidar de si, olhar para a própria vida com mais atenção e pensar em formas de modificá-la.

Do meu ponto de vista, o próprio fato de refletir e fazer perguntas já se constituía uma grande alteração, pois eu sabia por mim mesma e pela convivência com as pessoas da dificuldade em nos deparar conosco e com nossa própria vida. É comum a tendência a "deixar o barco correr"... A inércia, a apatia, o medo paralisante...

Assim, N. foi vivendo um processo muito profundo. Apesar de sua ausência em muitos de nossos encontros, nos momentos em que esteve presente parece ter sido muito importante, para ela, o tocar-se, o que ia percebendo, o que ia sentindo... Ela foi uma das mulheres que disse ter feito "automassagem" em seu rosto, dentro do Metrô, num dia em que sentia muita dor de cabeça, ou seja, a atenção que podia estar dando a si mesma extrapolou o espaço da sala, do trabalho que era feito durante os nossos encontros (a meu ver, um movimento sutil, mas bastante significativo).

A partir desses dois casos é possível ampliar um pouco mais nossas reflexões:

1. Fica claro que o que vai ocorrendo e sendo introjetado em cada participante é bastante diverso e único. Existem repercussões próprias e caminhos individuais.

2. O trabalho de conhecimento do corpo foi sendo aprofundado no decorrer do tempo: novas percepções foram sugerindo novos encaminhamentos. Por exemplo, por meio do toque foi possível perceber a dor e, ainda, cuidar dela, ou seja, o meio de se conhecer a si e ao próprio corpo é redimensionado como um meio de se cuidar de si e do próprio corpo.

De fato, vários autores se referem a esses dois objetivos e repercussões do ato de tocar. Também em Sivadon e Zoila (1986), encontramos que De la Tourette prescrevia, muito freqüentemente, massagens, na tentativa de favorecer a retomada da vivência corporal.

3. O toque, nesse momento do trabalho, surge como possibilidade terapêutica. A massagem começa a ser introduzida, tendo lugar significativo nas vivências do grupo.

Já por volta do final de outubro, as mulheres se utilizam do toque espontaneamente, buscando o alívio de suas tensões e o bem-estar, movimento esse que ficará presente até o final do processo, seja quando escolhem a posição de deitar-se no chão, seja mais tarde, quando realizam vivências em outras posturas (sentadas ou de joelhos).

(RE)DESCOBRINDO O CORPO: O RELAXAMENTO

> *Sentir-se real é mais que existir, é achar um meio de existir a si mesmo, para se religar aos objetos enquanto si mesmo e para ter um si no qual se refugiar a fim de sossegar.*
>
> Winnicott

Depois das primeiras vivências do tocar, realizadas a partir da posição no chão, deu-se lugar a um trabalho de experimentação de posturas corporais confortáveis, a fim de lidarmos justamente com a questão da dor, que era emergente. As mulheres movimentavam seu corpo a fim de encontrar uma posição adequada às suas necessidades e vontades, passando não só a explorar o plano baixo, como também o plano médio:

- sentadas com as costas apoiadas diretamente na parede;
- sentadas com as costas apoiadas nas almofadas;
- de joelhos, com o corpo curvado para a frente, cabeça baixa, sentada sobre os calcanhares (A.O., em 31 de outubro);
- deitadas com as pernas levantadas para o alto, apoiadas na parede (todas as mulheres, em 17 de outubro).

Como é possível notar, essas novas posturas corporais possibilitavam a pesquisa do tocar em outras partes do corpo, em outras regiões que até então não fora possível, ampliando-se o autoconhecimento.

No dia 17 de outubro, por exemplo, realizamos um trabalho de investigação do quadril, que foi muito facilitado pelo fato de as mulheres estarem na posição deitada, com as pernas levantadas e apoiadas na parede, sendo possível então tocarem e movimentarem o quadril facilmente.

Lembro-me de M., realizando essa experiência de forma bastante emocionante. Ela tocava seus ossos, realizava movimentos de rotação do quadril, e, no final da aula, chegou a comentar: "Eu não sabia que eu tinha este osso aqui", expressando surpresa e alegria nessa fala.

Assim, uma nova parte do corpo pôde ser (re)descoberta por M., e isso ocorreu também com outras participantes em relação aos pés, às mãos, à coluna e aos ombros.

Nesse momento do trabalho, depois de uma primeira etapa do tocar, que era realizado espontaneamente pelas mulheres, comecei a orientar o processo dizendo qual parte pesquisar e sugerindo formas. Parecia-me importante intervir na pesquisa e chamar a atenção para outras partes do corpo mais desconhecidas, ou mesmo aprofundar a pesquisa daquelas que já diziam ou pensavam conhecer.

É possível também perceber, por esses relatos, que o aprofundamento no tocar não se deu de forma isolada. Ele se acrescentava ao aprofundamento das outras formas de pesquisa já trabalhadas na primeira etapa do conhecimento de si: o movimento, a respiração, a experimentação de posturas corporais.

Em muitos momentos, eu as tocava principalmente nos pés, nas mãos e na nuca, auxiliando-as nesse trabalho. A aproximação com cada uma também era um movimento, a meu ver, bastante delicado. Eu tinha de estar atenta ao lidar com os sentimentos de desconfiança em relação a mim e à proposta, levando em conta a falta de vivências anteriores delas e, principalmente, tinha de atentar para o fato de que eram pessoas diferentes de mim e diferentes entre si, com histórias, sentimentos, idéias e experiências que nem eu e, talvez, nem elas próprias conhecessem.

A construção do vínculo, do tornar-se íntimo de qualquer pessoa, para poder tocá-la, conhecê-la e aproximar-se dela necessita de tempo, convivência e uma série de outros fatores, o que me fazia pensar que três ou quatro meses (o tempo de que dispúnhamos) fosse "pouco e muito" para todas as nossas experiências.

Por fim, é necessário lembrar que o processo de aprendizado das variações do tocar é bastante amplo e, pelo tempo de duração de nossa pesquisa, exploramos apenas algumas de suas possibilidades.

Para Montagu (1988), a linguagem dos sentidos, na qual somos todos socializados, é capaz de ampliar a nossa valorização do outro e do mundo. O tocar é, para ele, a principal dessas outras linguagens, constituindo-se no meio mais poderoso de comunicação nos relacionamentos humanos.

Como já foi dito anteriormente, o conhecimento do ritmo respiratório teve um papel relevante dentro de nossa proposta. Até então, a respiração não era vivida de forma mais consciente pelas mulheres e lhes eram desconhecidas as possibilidades e as repercussões desse mecanismo.

No entanto, a partir do momento em que elas começaram a perceber suas dores e suas apreensões, iniciamos um trabalho voltado para essa questão: atenção principalmente ao movimento de expiração, esvaziamento do pulmão, visando à busca de bem-estar.

Em 26 de setembro, por exemplo, M. chega à aula dizendo sentir-se muito aflita e angustiada naquele dia. Deita-se sobre as almofadas em um canto da sala e, de forma diferente das anteriores, se esparrama no chão, tira os sapatos, os óculos, fecha os olhos e, espontaneamente, faz um movimento profundo de expiração. Refiro-me ao fato de que M., no início de nossos encontros, permanecia sentada, observando o que ia ocorrendo no grupo, parecendo sentir-se insegura e desconfiada em relação a mim e à proposta.

Ao final do trabalho, no momento em que reservávamos um tempo para a troca de idéias, opiniões e sentimentos entre as pessoas, M. falou a respeito dos "pesos" que sentia, "que vinha carregando em sua vida: ser mãe, viúva, ter de trabalhar e assumir tantos compromissos"; enfim, falou do excesso de funções e sensações presentes em sua pessoa e em sua vida. Disse ainda que o trabalho com a respiração vinha auxiliando-a a sentir-se mais aliviada, embora prestasse atenção a esse aspecto apenas quando se encontrava no grupo.

Lembro-me de que, nesse dia, ao entrar na sala, tive a sensação de que os sentimentos ligados à ansiedade e à angústia eram muito presentes. As mulheres falavam muito e rapidamente entre si, movimentavam-se de lá para cá pela sala e pareciam estar com dificuldade para entrar em contato com o que poderiam sentir naquele dia. Foi a partir de minhas impressões e de minhas observações que iniciei um trabalho voltado para o expirar, dizendo algumas palavras do tipo: *ao soltar o ar, imaginem estar colocando para fora, tudo que está incomodando, o velho, as coisas que precisam sair.*

Introduzi, ainda, nesse dia, o recurso de escrever e desenhar o que quisessem em papel sulfite — meio de expressar os conteúdos internos. Foi assim que M., ao realizar essa vivência, resgatou alguns fatos de sua história presente que lhe pesavam, perturbavam, podendo discutir e conversar sobre algumas dessas questões no grupo, apropriando-se delas.

Nesse encontro, ficou claro, mais uma vez, que eu precisava escutar, e muito, aquelas mulheres. Havia uma densidade de conteúdos e sentimentos que pediam passagem e necessitavam de espaço. O soltar o ar facilitava esse movimento para a expressão. Assim, o trabalho com a respiração foi tomando maior lugar dentro da proposta, começando a fazer parte de uma das preocupações das próprias mulheres: mais um aspecto em que colocavam sua atenção em busca de autoconhecimento.

Depois de um tempo, por volta de outubro de 1989, eu percebia que a maioria delas já se voltava para o trabalho com a respiração, sem que eu chamasse a atenção para essa necessidade. Recordo-me de I., que contou, em 19 de março de 1990, que havia vivenciado uma situação dentro do ônibus que a deixara nervosa e com raiva. Disse que se lembrou, naquele momento, dos trabalhos feitos por nós, que a fizeram soltar o ar, imaginando um "ar sujo saindo e um limpo entrando", contando ainda que, após esse movimento, começou a sentir-se melhor, mais relaxada, superando a situação.

Por meio desses breves relatos, podemos destacar o significado dessas vivências:

- Elas mostram um objetivo bastante importante de nossa proposta: auxiliar a pessoa a viver, da melhor forma, as situações de seu dia-a-dia, ou seja, melhorar a qualidade de vida.
- O trabalho de respiração não se processa de forma isolada, mas se acrescenta a uma série de outras intervenções que já foram apresentadas.
- Para algumas mulheres, de acordo com suas observações, esse dar atenção ao movimento respiratório extrapolou o espaço da sala, fazendo parte do cotidiano de vida de muitas delas. Esse aspecto me parece fundamental, na medida em que nem todas as atividades parecem ter alterado e feito parte da história de vida de cada mulher.

A CONEXÃO DOS SENTIDOS

Em 7 de novembro propus que, durante duas semanas, elas observassem os outros espaços de sua convivência, de seu cotidiano. Elas teriam de observar cores, formas, objetos e pessoas presentes na rua, nas reuniões, em suas casas, enfim, nos lugares por onde andassem.

A pesquisa era livre. A única condição era que a exploração deveria ser feita através do sentido da visão. Dali a duas semanas, as participantes trariam alguns frutos da sua pesquisa e conversaríamos no grupo sobre o que tinha sido vivenciado durante aquele período.

I., por exemplo, trouxe uma série de fotografias de sua família, de lugares por onde andou e de passagens que a fizeram lembrar-se de pessoas do grupo. Ao fazer isso, ela mostrou que havia associado as imagens selecionadas a cada uma das mulheres do grupo, demonstrando também que havia efetuado uma relação entre esse trabalho e um outro que havíamos realizado anteriormente, no qual cada mulher, de acordo com seu estado, sentimento interno, deveria escolher um elemento da natureza com o qual se identificasse. S., por exemplo, sentindo-se tensa, principalmente por causa da relação com seu marido, dizia sentir-se como uma rocha. Com isso, I. evidenciou que estabelecia conexões entre os trabalhos do grupo, além daquelas entre imagem, pensamento e emoção.

Já S. trouxe um tapete colorido, que tinha bordado em um determinado momento de sua vida. Ao apresentá-lo ao grupo, contou fatos de sua história, falou de seu jeito de ser, o que gostava de fazer (costurar, por exemplo), e disse que aquele trabalho era um de seus preferidos.

É importante destacar que essa proposta, utilizando-se de um primeiro estímulo visual, leva sempre a uma comunicação entre o mundo externo e o interno, isto é, vincula a observação (fotos, tapetes...) ao modo como ela toca, afeta e emociona cada pessoa. Mais do que uma simples ligação, a proposta vai trabalhar justamente essa cisão, existente na maioria dos seres humanos, entre pensamento, sentimento e emoção, procurando conectá-los.

Todas as vivências foram uma forma de auxiliar as mulheres a captar o que lhes interessava nos três níveis acima levantados. Elas possibilitaram, também, a expressão desses conteúdos por meio do material trazido e da própria fala das mulheres, trabalhando os diferentes canais de expressão.

A expressão que ocorre por meio da palavra leva em consideração que o sentir e o experimentar são importantes, pois sem esses elementos as palavras ficariam vazias. Falar sobre as experiências possibilita torná-las reais dentro da própria consciência. Assim, essas vivências propiciaram o trabalho de ampliação do conhecimento, através do experimentar e, por conseqüência, de ampliação da consciência.

O trabalho com o desenho, que compreende também a coordenação olho-mão, aspecto esse ligado ao funcionamento do corpo, também foi introduzido aqui como recurso auxiliar da pesquisa.

Com a atividade de pesquisa de elementos do cotidiano, as mulheres puderam também resgatar o próprio gosto e vontade, na medida em que deveriam escolher, entre tudo aquilo com que entraram em contato, os frutos que gostariam de apresentar ao grupo.

Finalmente, algumas mulheres, em diferentes níveis, de diferentes formas, puderam, tal como ocorreu com I. e S., resgatar e se aproximar um pouco de sua história de vida, ao contar fatos e sentimentos dessa história a si mesmas e ao grupo. Elas puderam, assim, tomar consciência de sua própria existência, vivenciando um processo em que, como diz Freire (1978), "a vida como biologia passa a ser vida como biografia".

A PESQUISA DOS SONS

Nessas vivências, procurei chamar a atenção para essa via de comunicação entre o mundo externo e o mundo interno, ou seja, fazê-las perceber a existência de sons que vêm de fora e são impressos no corpo por meio da audição, fazendo com que, a partir daí, elas possam identificá-los e conhecê-los. Esse trabalho não foi realizado freqüentemente e, a meu ver, experimentamos pouco o significado e a abrangência dessa questão.

Percebo, no entanto, que a dificuldade em ver o mundo tal como já pudemos expor anteriormente, se repete aqui no ouvir, mostrando, mais uma vez, a pouca utilização e o pouco conhecimento que se tem dos sentidos.

Realizamos um trabalho de atenção aos sons emitidos pelo próprio corpo, que nem sempre são percebidos e apropriados pela pessoa. Lembro-me, por exemplo, do dia 31 de outubro, quando as mulheres chegaram ao espaço da sala bastante cansadas. Começaram, então, a prestar atenção aos movimentos que surgiam e a tudo que ia acontecendo como vontade para elas. Algumas delas realizaram movimentos de se espreguiçar e bocejar, com bocejos repetidos e sonoros. Espontaneamente, elas começaram a brincar com aquela situação (talvez constrangedora!). Dos sons dos bocejos, surgiram outros sons.

A.O. começou a assobiar uma melodia (*Bachianas,* de Villa Lobos). Quando terminou, outras cantaram outras músicas, e das músicas surgiram os gestos, os movimentos do corpo: primeiro sentadas, depois dirigindo-se à posição em pé, levando os braços para o alto e balançando-os de lá para cá, acima da cabeça.

Assim, o conhecimento e a criação foram tendo lugar, provocando outros desdobramentos.

MÚSICA: RESGATE E RECRIAÇÃO DA HISTÓRIA

> *Divertido, há risos e tristezas.*
> *Lembranças, músicas delas: de igreja, românticas, temas ligados a perdas amorosas.*
> Liberman, *Diário de pesquisa.*

Em continuidade ao trabalho anterior, gostaria agora de lançar o foco num aspecto particular desse encontro: a apresentação de músicas pelo grupo, e o caminho que foi sendo construído a partir desse material.

O conteúdo das músicas não só expressava a cultura das mulheres, mas suas escolhas pareciam ter a ver com o estado interior de cada uma, com seus sentimentos e emoções daquele momento. I., por exemplo, cantou músicas de igreja, lugar valorizado por ela. O. cantou músicas sertanejas, com temáticas ligadas a sentimentos de tristeza, solidão e abandono.

Após as primeiras canções surgiram, espontaneamente, trocas entre as mulheres a respeito do conteúdo daquelas músicas. Elas contavam a origem daquelas escolhas, os seus porquês, levando o grupo também a pensar sobre o que era trazido. I. comentou um pouco de sua vida na igreja, e era nítido que sua fala manifestava seus sentimentos de extrema valorização em relação a essa instituição.

O., por sua vez, trouxe uma outra questão, uma outra proposta de reflexão ao grupo. Falou de suas perdas amorosas, de seu medo de relacionarse com as pessoas, de seu sentimento de sentir-se só, associando a vida do sertanejo à sua.

Tanto no primeiro caso, quanto no segundo, ocorreu, a meu ver, um processo de resgate e apropriação de suas histórias pelas mulheres, provocando também, nas outras, um momento de auto-reflexão e atenção para olhar a própria vida, o que foi muito emocionante para muitas delas. A.O., por exemplo, entrou em um diálogo com O., expressando também sua tristeza em relação a fatos vividos que estavam relacionados à sua solidão e sensação de abandono.

Percebi, mais uma vez, nesse dia, a densidade dos conteúdos presentes e abafados dentro de cada mulher, e que um estímulo servia como detonador de um movimento de expressão e comunicação, o que me fez repensar sobre o significado das artes, conforme apontam Sivadon e Zoila (1986) ao referir-se sobre o saber falar e, especificamente, saber falar seus sentimentos. Eles dizem que tais processos implicam um aprendizado do qual as literaturas, as músicas, o teatro, a dança, a poesia... trazem os componentes de aplicação.

A GRAVAÇÃO DOS SONS

Assim que as mulheres iniciaram a pesquisa dos sons, introduzi o gravador como um meio de as auxiliar nesse autoconhecimento. Realizamos algumas vivências com esse recurso que, a meu ver, foram lúdicas para o grupo. Procurei intervir no sentido de compartilhar algumas de minhas idéias, como a de que o som está presente a cada momento e que somente com atenção é possível captá-lo.

No dia 31 de outubro, gravamos resmungos, vozes, palmas, o som de papéis sendo amassados, risadas etc. Depois, nos debruçamos para escutar o que havíamos criado. Foi uma atividade muito interessante, pelo aspecto lúdico já mencionado, mas principalmente pelo fato de ser uma experiência nova, nunca vivenciada anteriormente por nenhuma delas.

A gravação dos sons passou a ser, assim, um recurso utilizado em outros encontros, e explorado de acordo com a necessidade e a possibilidade dentro do trabalho.

Resumindo seu uso, cabe distinguir três funções: a gravação de sons inventados por mim e pelas mulheres (31 de outubro); a gravação de vozes das participantes para depois escutarmos e conhecermos um pouco mais esse aspecto de cada uma; a gravação de canções trazidas pelas participantes.

OUTROS TERRITÓRIOS MUSICAIS

> *No relaxamento;*
> *Como matéria-prima para reflexão;*
> *No despertar de um novo gosto ou interesse;*
> *Como auxiliar na pesquisa do movimento.*
>
> Liberman, *Diário de pesquisa.*

O trabalho com música, trazida, selecionada e introduzida por mim, atuou durante uma série de encontros, em diferentes vivências, visando a diferentes objetivos.

A música foi colocada, num primeiro momento, para auxiliar as mulheres na busca de relaxamento, principalmente no final da aula, após elas terem trabalhado com o silêncio (silêncio que dá um espaço para a conversa de cada mulher consigo mesma). A partir do momento em que eu percebia que elas estavam conseguindo entrar em contato consigo mesmas, com seu corpo, com algumas de suas necessidades, introduzia esse novo recurso. Essa ação, que à primeira vista parece simples, é bastante complexa dentro da proposta e pode se clarificar a partir de falas de M. e I..

M. disse-nos que "nunca tinha parado em sua vida para deitar e escutar músicas". Em nosso espaço ela não só se permitia viver essa situação, mas também chegava a solicitar que realizássemos essas vivências. Por diversas vezes, I. também solicitou que eu colocasse música em nossas aulas, dizendo que havia descoberto esse gosto: o de escutar música com atenção, com tempo, para relaxar.

Com essas declarações, percebo que esse tipo de experiência era novo na história de vida dessas mulheres e, tal como qualquer novo conhecimento, suscitou também sentimentos contraditórios: o gosto, a culpa, o medo, a satisfação...

Assim, o próprio fato de escutar música já se constituía em uma alteração no modo de vida da quase totalidade das mulheres. Escolhi basicamente músicas de Milton Nascimento, Elis Regina e músicas instrumentais, com ritmo lento, ou melodias e ritmos que agradassem à maioria das participantes.

Algumas vezes, iniciamos a pesquisa com o auxílio desse recurso, principalmente quando as mulheres improvisavam movimentos no plano baixo, após o trabalho de busca de relaxamento. Percebi que, além de ser um gosto, de ser um interesse novo para algumas delas, em muitos momentos, a música as aliviava, lhes dava prazer, o que me parecia fundamental dentro da proposta.

Um último aspecto que cabe observar foi a dificuldade encontrada por elas em sugerir ou trazer músicas de seu conhecimento. O fato de ser necessário fita gravada já foi um primeiro impedimento para que essa atividade se realizasse. Muitas delas não possuíam gravador em suas casas, como também não fazia parte de suas prioridades fazer esse tipo de pesquisa, fora do horário por nós proposto. Apenas I. sugeriu que trabalhássemos com boleros e valsas, chegando até a dizer que gravaria uma fita para nós.

A EXPLORAÇÃO DO OLFATO E DO PALADAR

Em relação a esses dois sentidos, realizamos duas vivências nos dois momentos em que nos despedimos do trabalho (em dezembro de 1989 e no final de junho de 1990). As mulheres trouxeram alimentos do seu gosto e, em vez de saboreá-los apressadamente (eu percebia a pressa em *colocar para dentro* os alimentos!!), experimentamos fazê-lo em um ritmo mais lento e com uma atitude de atenção a cada sabor, a cada ação de escolha do que saborear (a mesa estava cheia de diferentes alimentos: doces e salgados).

Além disso, procurávamos escutar a história desses alimentos: Quem havia feito? Como havia feito? Eram alimentos saboreados em suas casas? Enfim, procurávamos compreender e conhecer, mais uma vez, aspectos da história de vida de cada mulher.

Esses dois encontros se processaram de forma bastante prazerosa, com muita atenção, acrescentando-se o fato de estarmos também, como disse I., *celebrando* nosso trabalho. Desta forma, apesar de não nos termos aprofundado amplamente nessa prática, pudemos viver essa experiência de forma agradável e *gostosa,* termo este usado por O., quando se referiu a ela.

Com certeza, se déssemos continuidade ao processo, tal como ocorreu em relação aos trabalhos ligados à visão, à audição e ao tato, voltaríamos a realizar outras vezes esse tipo de atividade.

O que fica claro é que o trabalho de (re)educação dos sentidos é possível e fundamental no caminho para uma melhoria na qualidade de vida.

O TRABALHO COM O MOVIMENTO EXPRESSIVO

> *O movimento, e a possibilidade de estimulá-lo com a música, a palavra ou o silêncio, revelam no espaço a psicologia profunda do indivíduo. Isto se obtém melhorando as possibilidades existentes, desenvolvendo outras e, fundamentalmente, fazendo sentir ao grupo a possibili-*

dade criadora que há dentro de cada um de seus integrantes.
María Fux, *Dança, experiência de vida.*

Como já foi afirmado anteriormente, as vivências através do gesto tiveram início logo no segundo encontro, quando propus que as mulheres expressassem, através de seu corpo, suas expectativas em relação à experiência. Depois, caminhou-se para a pesquisa do movimento, no chão, quando as mulheres buscavam formas de relaxamento e bem-estar.

A partir daí, com o desenvolvimento de outras atividades, elas começaram a experimentar outras posturas, ampliando assim a possibilidade de descobrirem novos movimentos, novas formas de articular e colocar seu corpo no espaço. Por volta do final de outubro, algumas delas começaram também a realizar propostas sentadas e de joelhos e, como será descrito posteriormente, vivenciaram algumas improvisações em pé.

Conforme vimos, no trabalho realizado com os sons, em um dos encontros, a partir do estímulo sonoro criado e elaborado por elas mesmas, muitas delas vão alterando posturas, ritmos e movimentos, até que a maioria se coloca na posição em pé, de mãos dadas, levantando os braços para cima, improvisando uma dança com o balanço dos corpos, em um ritmo comum a todas, ritmo este que seguia a forma ondulante construída pelo grupo.

Havíamos realizado, no dia 7 de novembro, um trabalho de percepção do estado emocional de cada participante, associando-o a um elemento da natureza. A partir das imagens criadas, sugeri que aprofundássemos um pouco mais essa vivência, ampliando-a para todo o corpo, ou seja, propus que cada mulher expressasse, através do gesto, uma representação do elemento escolhido.

S., por exemplo, que havia associado seu estado emocional a uma rocha, procuraria mostrar *essa rocha*; M., que havia ligado seu estado a uma borboleta, procuraria dizer com seu corpo como seria *essa borboleta*, e assim por diante.

Apesar da timidez presente na realização dessa proposta, todas elas, de uma forma ou de outra, procuraram descobrir essa linguagem. M., em pé, fez movimentos de abrir e fechar os braços, imitando o movimento das asas de uma borboleta, parecendo ter descoberto uma brincadeira com seu corpo. S., que procurava representar uma rocha partindo de um estado emocional muito diverso de M., curvou seu corpo sobre si mesma, de joelhos, no chão, permanecendo parada e em silêncio por alguns momentos.

A partir dessas cenas, podemos refletir sobre alguns pontos da pesquisa do movimento e sobre o seu significado na própria vida.

Primeiramente, é possível detectar o que Fux (1983, p. 49) chama de "estímulos possíveis na pesquisa do movimento". No dia 31, o som e a música; no dia 21, sentimentos e imagens se interligam, impulsionando a criação.

Em Abreu e Silva (1977), vamos encontrar algumas indicações sobre a forma como ele entende o movimento. Em sua tese, ele dá uma indicação da existência da relação entre comportamento expressivo e expressão de emoções, ligados ao movimento, idéia esta semelhante à de Fux, que diz que os ritmos presentes em cada movimento são produzidos de acordo com os estados emocionais.

Outro ponto diz respeito à pesquisa do movimento a partir do silêncio e não da música, como ocorreu no dia 21, o que nos remete novamente a Fux dizendo que o ritmo está na respiração, na circulação do sangue. Nos nossos próprios nomes e em nossos passos. "Quando comemos, dormimos ou nos movemos, estamos fazendo ritmo, cada movimento executado no espaço sem auxílio de música tem seu ritmo", completa.

Assim, não só neste trabalho, como em todos os outros, eu procurava esclarecer justamente essa questão: que o corpo estava em constante estado de criação, que vários fatores estavam envolvidos nesse processo e que, se elas observassem, veriam que sempre estariam dançando.

Um outro aspecto específico se refere à questão da emoção. Sem dúvida, eu percebia, e voltava essa percepção para o grupo, que através do gesto, elas estavam expressando a si mesmas, sua história, seu jeito, o que me fazia chamar sua atenção acerca da possibilidade de o corpo falar.

A Avaliação da Experiência Como Processo de Apropriação do Vivido

A avaliação feita pelo grupo a respeito do que havia sido vivenciado em cada encontro constituía uma atividade realizada desde o início de nosso trabalho.

As avaliações se processavam de diferentes formas, utilizando-se ou não da comunicação verbal. Era um momento muito interessante na aula, no qual cada mulher, ao avaliar a ação, podia perceber o que ficava, o que era apropriado a cada uma a respeito do seu próprio processo.

Em nosso trabalho, o gesto, a palavra, o escrever no papel, o desenhar, o gravar sons, serviam tanto como meios de registrar os significados emergentes quanto como um meio de apropriação e apreensão da experiência.

Por exemplo, com a escrita, recordo-me de uma ocasião, no final da aula, na qual propus que elas escrevessem alguma palavra que sintetizasse o trabalho feito naquele dia. No entanto, nenhuma delas manifestou vontade de fazê-lo. Optei, assim, por eu escrever, em uma folha, as palavras que elas iam sugerindo.

Por meio desse relato, pode-se perceber a existência de uma certa dificuldade de acolher e vivenciar esse recurso expressivo, ou mesmo de sintetizar a própria experiência, o que se explicaria, a meu ver, pelo fato de as atividades expressivas não fazerem ainda parte da formação efetiva das pessoas e tampouco serem realmente valorizadas em sua educação.

Pouco a pouco, apesar das dificuldades presentes (lembro-me ainda de que I. dizia, meio desajeitada, que não sabia escrever e desenhar e quando o fazia não lhe agradava), eu continuava, vez ou outra, a propor essa prática, sabendo que a alteração de hábitos, de modos de viver ainda requeriam tempo e muito trabalho.

Eu percebia, também, os juízos de valor ligados a noções de *bom* e *ruim, certo* ou *errado,* o que dificultava ainda mais esse experienciar. Assim, sempre procurava conversar sobre essas questões, a fim de questionar o tipo de atitude que tinham para consigo mesmas, a meu ver, bastante repressivo.

O trabalho de criação é, sem dúvida, um processo muito complexo, seja na escrita, na dança, no desenho, enfim, no próprio jeito de viver a própria vida.

Além do escrever, do desenhar, do conversar, realizamos algumas avaliações gravadas, o que impedia que todas as mulheres falassem ao mesmo tempo, desenvolvendo uma atitude de atenção àquilo que cada uma delas trazia. Depois de realizarmos as gravações, ficávamos escutando, durante um tempo longo, o que havíamos registrado.

No dia 7 de novembro de 1989, por exemplo, cada mulher associou seu estado interior a um elemento da natureza, registrando sua idéia em fita cassete. No dia 21 de novembro, dedicamos parte da aula para escutar o que havíamos feito. Percebi uma série de ressonâncias ligadas a essa atividade. Apesar de muitas estarem curiosas em conhecer o resultado da proposta, muitas delas apresentaram dificuldade em escutar. Sem dúvida, esse tipo de atividade provocava emoções, servindo de espelho de si próprias. S., por exemplo, sentindo-se triste, agoniada com a separação do marido, grava sentir-se como uma rocha, o que, no momento da escuta, lhe trouxe muitos sentimentos e sensações *pesadas,* segundo suas palavras.

Podemos agora esboçar algumas reflexões a respeito desse tipo de trabalho:

1. Esses recursos auxiliavam as mulheres a expressar e a comunicar suas idéias, sentimentos e emoções por outros meios, além do verbal.

2. A vivência com essas formas de expressão possibilitou uma amplia-

ção de seus conhecimentos e de seu autoconhecimento. Apesar de terem apenas iniciado o processo de entrar em contato com esses recursos, elas puderam perceber sua existência e sua possível utilização.

3. Algumas delas, ao vivenciar esses recursos, puderam conhecer um pouco mais sua capacidade de se expressar de diferentes formas.

4. A vivência desses outros canais de expressão me parecia necessária dentro do trabalho, a fim de auxiliar cada mulher a digerir e elaborar suas próprias experiências, que tinham uma densa carga emocional.

5. Além disso, o trabalho possibilitou, também, a introdução de um novo gosto, um novo interesse: o desenhar, o escrever, o gravar, o improvisar com o gesto etc.

6. Essas atividades auxiliavam as mulheres a encontrar maior equilíbrio psíquico. Tal como é descrito nos exemplos, a escrita e o desenho serviram como meio de colocar para fora os conteúdos internos.

Cabe relembrar aqui as belas palavras de Reichman retiradas do livro de Nise da Silveira (1981):

> *A oportunidade que o indivíduo teve, quando doente, de descobrir as atividades expressivas e criadoras, de ordinário tão pouco acessíveis à maioria, poderá abrir-lhe novas perspectivas de aceitação social através da expressão artística ou simplesmente (o que será muito), muni-lo de um meio ao qual poderá recorrer sozinho para manter seu equilíbrio psíquico.*

A AVALIAÇÃO COMO RECONSTRUÇÃO DO PERCURSO

> *A lembrança é uma experiência transfiguradora e revolucionária. Tanto assim que Marcuse chega a se referir à função subversiva da memória. Por mais curioso e paradoxal, parece que o mais distante é aquilo que está mais próximo do nosso futuro.*
>
> Alves, O educador; vida e morte.

Por volta de fevereiro de 1990, o grupo passou por um momento de reorganização: participantes que iam retornando aos poucos, telefonemas, recados de muitas delas para mim, o que parecia ser uma retomada da comunicação entre as pessoas do grupo. No entanto, parecia haver uma dificuldade em rearticular o grupo na mesma constituição da primeira fase, como se algo tivesse se alterado. Algumas das mulheres voltaram a freqüentar efetivamente os nossos encontros, enquanto outras passaram a ter uma participação eventual.

Pareceu-me conveniente adaptar a proposta e redefinir as necessidades e as possibilidades do grupo. Pela avaliação dessa situação pude estabelecer um novo contato e uma nova forma de trabalhar com as mulheres (os meses de fevereiro e março serviram justamente para observação e reflexão sobre esses aspectos). Assim sendo, estabelecemos que trabalharíamos até o final de junho de 1990 e que haveria uma alteração no tipo de atividade proposta.

O que faríamos agora seria viver um processo de avaliação, no qual eu lhes daria um retorno acerca das danças que cada uma pôde viver e experimentar na primeira etapa do trabalho. A partir dessa referência, outros encaminhamentos poderiam ser dados, originando-se outras atividades.

Nesse sentido, Ostrower (1987) auxiliou-me muito no significado sobre esta proposta de trabalho. Para ela, destaca-se em nosso consciente o papel desempenhado pela memória. Ao contrário dos animais, ao homem torna-se possível interligar o ontem ao amanhã, podendo atravessar o presente e compreender o instante atual como uma extensão mais recente de um passado, que ao tocar no futuro novamente recua e já se torna passado. Dessas seqüências vivas, o homem pode reter passagens e guardá-las para algum futuro ignorado e imprevisível.

Assim, pareceu-me necessária e importante essa retomada do que havia sido vivenciado. Um meio de reter e apropriar-se mais uma vez de um pouco de toda aquela experiência.

Cabe lembrar que, já na primeira fase do trabalho, foi dada uma grande importância ao processo de avaliação, que acontecia a cada término dos encontros, por meio de diferentes procedimentos: no estar em roda, trocando sensações e idéias em grupo; no desenhar ou escrever palavras que representassem e sintetizassem determinada vivência; no gravar em fita cassete ou mesmo no representar com o corpo o que havia significado este ou aquele aspecto para cada uma das participantes. Já na segunda fase, a avaliação abrangia o processo como um todo, a fim de se poder compreender um pouco de seu movimento.

Mas por que atribuirmos à avaliação um papel fundamental dentro de todo o processo? O que vem a ser um processo de avaliação?

Para Naíza de França, ao desdobrarmos a palavra avaliação, encontraremos alguns pontos de partida para a reflexão.

Avaliação — avaliar a ação — significa refletir sobre o que é vivenciado (no caso de nossa proposta, avaliar as ações que foram experienciadas pelas mulheres ao longo da primeira fase de nossa intervenção), em termos de emoção, de sentimento, de pensamento.

Novamente Ostrower nos auxilia a responder esta questão. Ela diz que pelo fato de o homem poder recolher de experiências anteriores a lembrança de resultados obtidos, ele pode orientar-se em possíveis ações solicitadas no dia-a-dia. Em um âmbito maior e que nos interessa ainda mais, ele pode, ao evocar um ontem, projetar-se em um amanhã, dispondo em sua memória de um instrumental significativo para integrar a tempos vários as experiências já vividas com novas experiências que pretenda fazer, o que o torna um sujeito permanentemente conhecedor e criador.

A avaliação, assim, vai possibilitar uma elaboração da experiência, ampliando e desenvolvendo a capacidade de perceber, sentir e pensar do indivíduo.

É, ainda, um processo bastante significativo na apropriação de si, pois, ao lembrar, refletir, trazer à tona novamente a experiência e comunicar ao outro o seu conteúdo, o indivíduo a toma para si como fruto de seu próprio existir, do seu estar no mundo.

Em *A paixão de conhecer o mundo* (1983), Madalena Freire também aborda de forma interessante o processo de avaliação. A autora relata sua experiência como professora de pré-escola na Escola da Vila, nos alertando sobre a necessidade constante de avaliar, entendendo que, nesse processo, o desenvolvimento de uma atitude de observação é fundamental. É a partir do aumento da percepção, da apropriação de si, da vivência e do entendimento da complexidade dos processos cognitivos e afetivos que o indivíduo poderá, então, se desenvolver e dar continuidade a seu crescimento.

Conforme diz Ostrower (1987): "A memória não é função bancária, mas fonte de informação que com freqüência vem a ser modificada pela imaginação". Já Madalena Freire (1983), afirma que

> além de renovar um conteúdo anterior, cada instante relembrado constitui uma situação em si nova e específica, que ao incorporar-se ao conteúdo geral da memória e, ao despertá-lo, cada vez o modificamos, redelineando-lhes novos contornos com nova carga vivencial. Nossa memória seria, portanto, uma memória não factual. Seria uma memória de vida vivida. Sempre com novas interligações e configurações, aberta a associações.

Assim, o procedimento de avaliação adotado nesta etapa permitiu o fechamento da proposta de pesquisa e deu ensejo a momentos em que algumas experiências puderam ser compreendidas, elaboradas e aprofundadas uma vez mais.

OS MODOS DE AVALIAÇÃO

AS DANÇAS

> *Conheço-te. Experimentei e experimentei-me contigo como Terapeuta libertei-me da tua mesquinhez. Como educador orientei-me no sentido da espontaneidade, da confiança. Sei como te defendes da espontaneidade, sei o terror que te toma quando pedem que sejas tu próprio autêntico e original.*
> Wilhelm Reich, *Escuta, Zé Ninguém.*

A cada encontro uma participante era escolhida para ser avaliada. Num primeiro momento, eu dançava para o grupo o que me surgia como lembranças de cenas de danças daquela pessoa no trabalho até então desenvolvido, utilizando-me de várias formas de expressão: gesto, movimento, deslocamentos no espaço, fala e escrita.

Depois disso, a pessoa escolhida expressava seus sentimentos, suas emoções e fazia associações a partir do que ali se apresentava, acrescentando e ampliando minha avaliação, por meio de novos dados e de outras lembranças que lhe vinham à memória. As outras participantes faziam então suas observações utilizando-se também de várias formas de expressão.

Para uma maior compreensão desse tipo de procedimento, destacarei alguns momentos do trabalho.

Avaliação feita em 3 de maio de 1990.
Participante: A.A.

Nesse dia, A.A. diz: "Eu sinto que sinto".

Na avaliação chamei a atenção para alguns aspectos de A.A. que repercutiram e interferiram na dinâmica tanto do grupo quanto de cada uma das outras participantes.

Primeiramente, referi-me ao fato de que, em muitos momentos de nosso trabalho, ela permanecia em silêncio, alongando o corpo, tocando seus pés na busca de um relaxamento, tentando entrar em contato consigo mesma.

A seguir, relembrei o dia em que A.A. interferiu na dinâmica do grupo para que o estabelecimento dessa conversa consigo mesma, dessa busca de alívio de tensões, pudesse ter lugar. Muitas mulheres conversavam e falavam alto e sem parar, abordando uma série de assuntos que não diziam respeito àquele espaço e às pessoas que estavam ali presentes. A.A. pediu, então, que as mulheres falassem menos e que procurassem, como ela, buscar um relaxamento que lhes parecesse necessário (talvez para todas!). Chamei também a atenção para um outro momento do trabalho, em que A.A. fez comentários sobre o espaço externo de São Miguel Paulista, referindo-se às cores, aos cheiros, à falta de verde e de árvores. Esse tipo de comentário feito por A.A., no decorrer de alguns encontros suscitou no grupo o perguntar-se também sobre essa questão, despertando nas outras participantes a curiosidade e o interesse em observar e conhecer aqueles aspectos de seu bairro.

Por último, em um terceiro momento retirado do processo de avaliação, ressalto aquele em que Al. fez uma série de perguntas a A.A. a respeito de sua história de vida, perguntas estas que não tinham sido feitas em outros encontros e que ali tiveram a oportunidade de aparecer.

Com esses três *flashes* podemos fazer algumas reflexões acerca dessa participante, da dinâmica grupal e também da dinâmica da própria proposta de trabalho:

1. As experiências e vivências de cada uma mobilizavam, em cada mulher, diferentes idéias, sentimentos e emoções.

Por exemplo:

I., ao falar de A.A., mostra com seu corpo o que havia observado da participante que estava sendo avaliada, destacando o quanto havia aprendido com as atitudes da outra, de joelhos, com o tronco curvado para a frente, a cabeça próxima aos joelhos e as nádegas sobre o calcanhar. Permanece em silêncio por alguns minutos e diz: "A.A. gosta de ficar em silêncio".

Pelo comentário de I., é possível detetar que atingíamos outro objetivo do trabalho proposto: não só o autoconhecimento, mas também o conhecimento do outro.

Para Madalena Freire (1983), a atividade feita coletivamente é fundamental tanto para o grupo quanto para cada um de seus participantes. Referindo-se ao seu trabalho com alunos da pré-escola da Escola da Vila, ela diz que através dessa prática, que engloba o grupo como um todo, as crianças, o que lhe parece fundamental, aprendem de um lado a importância de cada uma individualmente na constituição do grupo e, de outro, a importância do grupo para o próprio crescimento. Há aí, sem dúvida, uma valorização do coletivo, sem contudo desvalorizar o esforço e as características individuais. Trata-se, pois, de um (re)posicionamento que sempre se altera da pessoa e do grupo.

2. O processo de avaliação também serviu para que idéias, sentimentos e opiniões pudessem ser expressas, ampliando reflexões individuais e do próprio grupo.

Por exemplo:

A.A., no momento em que expressa seu parecer sobre o que havia vivenciado em nosso trabalho, diz uma frase que a meu ver sintetiza um outro aspecto da nossa proposta: "Eu sinto que sinto", ou seja, não mais a dissociação mente-corpo, mas sim uma valorização do que cada pessoa possui, pensa e sente.

3. É possível perceber, ainda, que a avaliação sugere uma série de temas e reflexões importantes para o entendimento e aprofundamento da prática proposta. Assim, é um instrumento fundamental também para o próprio pesquisador.

Avaliação feita em 12 de abril de 1990.
Participante: Al.

Al., durante a terceira fase de nossa experiência, teve uma participação bastante flutuante. Não foi possível trabalhar sobre sua dificuldade em freqüentar o grupo, mas preocupei-me em não interromper a comunicação com ela. Assim, tive mais um encontro ao acaso com a participante e tivemos alguns contatos telefônicos durante esse período, tendo ela se mostrado muito disponível em vivenciar a experiência de uma avaliação sua, feita pelo grupo.

Em meio a todo o conteúdo levantado durante a avaliação de Al., gostaria de destacar três cenas:

Primeiramente, destaco o fato de ela ter conseguido, após vários encontros, deitar-se nas almofadas no chão, procurando pesquisar posições corporais que eram confortáveis e que favoreciam um alívio de dores e um maior bem-estar geral (cabe lembrar que Al. sofria de hemorróidas e que teve de lidar com isso ao longo de todo o trabalho). Essa sua busca e pesquisa foi bastante significativa, na medida em que envolvia o desenvolvimento de uma atitude voltada para o autocuidado, aspecto que se constituía justamente em um dos objetivos centrais de nossa proposta de trabalho.

Esse momento, ou seja, a cena de Al. deitada nas almofadas da sala, respirando, foi trazida e comentada também por quase todas as outras participantes do grupo como algo muito tocante. Parecia que todas podiam ver o empenho de Al. em superar e ultrapassar suas dificuldades, representadas ali por um problema físico, mas que talvez estivesse significando, para cada uma delas, a busca de compreender e lidar com suas próprias questões.

Um outro ponto resgatado nessa avaliação foi a questão da expressão.

A.O., ao comentar sobre Al., diz: "Al. é muito calada e ali podia falar um pouco".

A essa idéia, Al. faz a seguinte observação: "Eu me dei conta de que Al. se chama Al.".

Nessas falas, pudemos observar que:

1. A avaliação vai permitindo que sejam ampliados e mais bem compreendidos alguns pontos da prática proposta. As participantes, por exemplo, referem-se à questão da expressão verbal de diferentes formas, percebendo seu valor e a possibilidade de seu uso efetivo propiciado pelo trabalho.

2. A avaliação pode sugerir temas importantes para um maior aprofundamento desse estudo, tais como: Quais os significados possíveis da frase dita por Al.? Como esse trabalho com as linguagens do corpo repercute na pessoa em termos do entendimento e conhecimento de si?

Avaliação feita em 24 de maio de 1990.
Participante: M.

Na avaliação de M. pareceu-me importante ressaltar sua percepção durante o processo de nosso trabalho de aspectos relacionados ao dia-a-dia, ao cotidiano de sua vida.

M., durante um de nossos encontros, teve a percepção do ritmo, a seu ver muito rápido, com que executava suas atividades, tal como levantar-se rapidamente da cama ao despertar ou ter dificuldade em permanecer sentada ou deitada, descansando por algum tempo.

Avaliei, junto com ela, os passos que conseguiu dar no trabalho com essas questões. Para tanto, dancei dois momentos de dois encontros: quando ela permaneceu deitada de olhos fechados, movimentando algumas partes do seu corpo e quando disse que havia acordado em um certo domingo e tinha se permitido bocejar, espreguiçar-se e levantar-se mais lentamente da cama, sentindo-se muito bem e satisfeita consigo mesma.

I. acrescentou à minha apresentação sua própria avaliação, destacando o empenho de M. em freqüentar e participar de nossos encontros. Ela ampliou, assim, o retorno que estava sendo dado por mim aos aspectos que foram sendo alterados por M. ao longo de nossa prática.

O dia em que M. dançou *como uma borboleta*, foi lembrado também por muitas das mulheres que estavam presentes em sua avaliação e a recuperação dos sentimentos, tais como a alegria e o prazer que brotaram naquela dança, foram reafirmados pelo grupo, levando M. novamente a reviver uma sensação de bem-estar e satisfação que havia sentido naquela ocasião.

Assim, como se pode perceber através desse relato, uma participante vai ajudando a outra a reconstruir e relembrar os fatos vividos, ampliando as possibilidades de uma avaliação que, se realizada individualmente, teria uma outra abrangência.

Por último, a morte do marido de M. foi levantada por algumas mulheres, durante sua avaliação, como algo que não foi expresso claramente por ela. Na realidade, M. viveu momentos de tristeza e recolhimento em alguns de nossos encontros, sem que o motivo fosse expresso, mas que, segundo outras participantes, eram causados pela falta do marido e por seus sentimentos de desmotivação geral. Embora essa perda não tenha ocorrido durante a experiência, essa vivência interferiu em sua vida e, por conseguinte, em sua forma de se expressar e de se comunicar. A experiência dessa morte pôde ser trabalhada através do corpo, embora não expressa diretamente pela linguagem verbal.

Isso vai ao encontro das propostas de Naíza de França, quando assinala que o sujeito não tem necessariamente que contar o que vive (interna ou externamente) pela linguagem verbal, podendo contá-la por meio da linguagem corporal.

Num segundo momento, foi a vez de cada participante do grupo avaliar a "pesquisadora". A avaliação foi feita em 7 de junho de 1990, com a presença de parte do grupo. A forma de realização de tal atividade foi bastante similar àquela introduzida nessa segunda fase do trabalho, ou seja, cada mulher expressava suas idéias, utilizando-se do recurso que escolhesse: a palavra, o gesto, a dança.

Assim, manifestando vontade em representar-me, M., deitou-se no chão, pernas para cima, abertas e um pouco separadas. Juntamente com esse gesto, dizia: "ai, que gostoso!", se espreguiçando. Ao realizar essa ação, M. a fazia alegremente, de forma lúdica, que repercutiu também nas outras pessoas do grupo.

Lembro-me de um encontro em que todas as mulheres experienciaram uma atividade que pareceu lúdica e estranha para a maioria delas: todas decidiram deitar-se no chão, colocar as pernas para cima apoiadas na parede e fazer uma dança na qual movimentavam quadris, pernas e braços (postura similar àquela que M. havia mostrado para minha avaliação).

M. era uma das participantes presentes nesse dia e teve a oportunidade de vivenciar aquela atividade. Ao final desse encontro, disse que "nunca havia ficado daquele jeito", expressando sentimentos de susto, desajeitamento e satisfação. Assim, me parece que M., na avaliação do dia 7, escolheu uma cena na qual ela própria se espelhava e que para ela havia se tornado uma vivência importante.

Podemos sugerir que, aos olhos dessa participante, e talvez das demais, essa "postura invertida" representasse um saber novo.

AS FOTOGRAFIAS E AS PALAVRAS

Uma outra forma encontrada para dar às mulheres um retorno, a respeito de seu processo ao longo de nossa pesquisa, foi a entrega de fotografias de cada uma, tiradas durante as avaliações individuais, na segunda fase do trabalho. Atrás de cada fotografia, escrevi algumas palavras referentes a aspectos específicos de cada participante, com um conteúdo que sugerisse a reflexão, o pensar sobre si.

A foto de A.O., por exemplo, continha os seguintes dizeres:

> *A cada dia aprendo algo novo!!!*
> *Aprendendo que pode receber*
> *Um toque, um carinho*
> *e isto é muito bom*
> Um beijo por tudo
> 15 de junho, Flávia

Procurei ressaltar, com essas palavras, a questão do aprendizado de A.O, em relação ao toque, que foi muito abordado por ela ao longo de nossa experiência. Durante alguns encontros, ficaram claros os questionamentos que A.O. fazia em relação a esse tipo de trabalho, tais como o fato de ser tocada por outra mulher (aspectos ligados a um medo da homossexualidade), a dificuldade que sentia em ser tocada em geral (como havia referido durante sua avaliação individual) e outros sentimentos como medo, vergonha e vontade de apreender os significados do tocar.

Já para O. escrevi o seguinte:

> *O.*
> *Olha para você*
> *Sapatos desamarrados*
> *querendo ser livre pra ser o que é,*
> *dizer o que quer, o que gosta e o que precisa*
> *Não deixe nunca de procurar descobrir*
> *O seu valor, os seus valores.*
> Obrigada por tudo
> 15 de junho, Flávia

O. foi uma das participantes que trouxe ao grupo, de forma bastante forte, as dificuldades de compreender, dar-se conta e realizar em sua vida muitas de suas vontades, desejos e necessidades. Abriu questionamentos em relação a diversas instituições e às formas pelas quais acabam por impedir e cercear essa busca, exemplificando suas colocações, por meio de relatos de cenas por ela vividas nos sermões da igreja ou mesmo nas discussões familiares.

Certa vez, relatou uma discussão que estava sendo feita na igreja local a respeito do tema da masturbação, dizendo que não via a masturbação como um problema e que a compreendia como algo normal, ao contrário das outras pessoas da igreja. Segundo ela, devido à sua posição, teve de ouvir comentários malévolos, como: "Você diz isso porque é uma mulher separada, sem vergonha" etc...

Durante nosso encontro, O. pôde expressar e dançar sua angústia em relação a esse tipo de experiência, trazendo a angústia de não ser entendida e escutada, não só naquele espaço, mas também em muitos outros.

Esse tipo de material permitiu a conversa do grupo em relação a muitas problemáticas, tais como a discriminação entre as próprias mulheres e os preconceitos ainda presentes na sociedade.

O ÚLTIMO ENCONTRO: AS FALAS, OS OBJETOS, A DANÇA FINAL

No dia 28 de junho, após exatamente nove meses do início do trabalho, realizamos nosso último encontro. Por iniciativa própria, algumas mulheres relataram que haviam se reunido durante a semana para avaliar nossa experiência com a intenção de trazer algumas discussões que não haviam sido aprofundadas pelo grupo ao longo do processo.

A questão central levantada tinha um tom bastante aflitivo: a percepção de que olhar para si nem sempre é muito fácil.

N. e I. referiram-se a algumas das dificuldades percebidas nesse processo de autoconhecimento. De um lado, a percepção da necessidade de priorizar a busca do entendimento de si próprias como mulheres e como pessoas e, de outro, os impedimentos e as dificuldades presentes nesse caminho. N. diz: "Tenho consciência de que não estou conseguindo priorizar e por mais vontade que eu tenha, a minha vida está sobrecarregada".

O. foi ainda uma outra participante que se referiu aos obstáculos percebidos durante a experiência. Entre eles, a dificuldade em estar presente em algumas aulas expressando sentimentos de tristeza e insatisfação. Avaliou ainda alguns fatores que dificultaram um maior empenho seu na nossa pesquisa: não tinha condições de deixar sozinhos os netos que estavam sob seus cuidados. Referiu-se, também, ao dia em que teve de prestar socorro a um parente no hospital e tantas outras situações similares relacionadas principalmente à esfera familiar.

Seguindo essa linha de pensamento, o que foi surgindo como ponto importante, nessa última avaliação, foi o sentimento, vivenciado por muitas delas, de "devedoras" em relação a mim, ao trabalho e em relação a si mesmas, como se tivessem realizado de forma insatisfatória a nossa experiência. No meu entender, carregavam dentro de si uma imagem idealizada de mim, da proposta e de si mesmas como mulheres e alunas, imagem essa muito distante do que foi e era possível realizar.

Por outro lado, surgiram frases que mostravam outros sentimentos em relação ao trabalho:

- "Nestes 10/15 anos foi a melhor coisa que eu já fiz" (N.);
- "Eu gostei de aprender uma dança que eu não conhecia" (M.);
- "Corpo prá passar a mensagem com música" (I.);
- "Aprendi a relaxar" (A.A.);
- "Foi bom fechar os olhos para conversar" (I.);
- "O respeito de um pelo outro" (I.);
- "Saber ouvir" (E.);
- "Bom conhecer vocês" (A.A.);

Esta avaliação serviu, assim, para retomar essas impressões e conversar sobre elas, permitindo um levantamento do que não foi vivido, das fantasias do que poderia ter sido a experiência e, principalmente, das dimensões possíveis desse trabalho.

Em nosso último encontro, após a avaliação elaborada pelas participantes, as mulheres trouxeram alguns presentes para mim, como forma de agradecer e finalizar nossa experiência.

No entanto, refletindo melhor sobre isso, fui percebendo que aqueles objetos trazidos tinham todo um significado, às vezes expresso por palavras, às vezes não: um ramo de flores *para ser plantado*, uma vela que *desse* clareza e luz, alimentos diversos para serem divididos e saboreados pelo grupo, uma camiseta pintada por mulheres da AMZOL com desenhos de borboletas, que para elas significava alegria e movimento. S. também ofereceu-me uma roupa feita por ela mesma.

Sem dúvida, tratava-se da despedida do grupo e aquela era uma forma de cada uma reter para si um pouco de todas as experiências, passando por essa troca de objetos, que representavam muitas idéias, sentimentos, enfim, histórias.

Foi nesse dia, também, que ofereci a cada uma delas a fotografia que havia tirado durante as avaliações individuais, com frases plenas de significados, que seriam uma lembrança concreta de todo aquele período de vivência, elaborações e reflexões.

Os objetos, assim, ultrapassavam o limite de suas formas reais e estabeleciam uma ligação afetiva entre aquela que oferecia e aquela que recebia.

Ao final de todas essas trocas, realizamos uma última dança, cujo tema coreográfico dizia respeito a um grupo que procurou compreender um pouco mais o significado da sua existência e do existir de cada um ali presente.

Mãos dadas, os corpos balançam de lá para cá.

Eu expliquei que o balançar do corpo significava para mim os próprios balanços da vida, que nos puxam para um lado e para o outro. Aos poucos, as mulheres começaram a emitir sons, as pernas se desprenderam do chão, numa experiência de brincar com o corpo no espaço, de forma mais solta, até que cada uma sentiu vontade de dar e de receber um abraço.

O trabalho prático ali se encerrava. O grupo se separava e se despedia nessa dança de união e separação.

O corpo, sem dúvida, foi um meio de expressão e comunicação. Possibilidade de criação e fonte de experiências, em busca da ampliação de conhecimento. E nele restaram nossas lembranças e nossos sentimentos.

8
Considerações Finais

> *Os indivíduos devem se tornar a um só tempo solidários e cada vez mais diferentes...*
>
> Guattari, 1990

Não comerás do fruto: Adão o angustiado, o ignorante, ouve estas palavras como expressão de um interdito. De que se trata, entretanto? Trata-se de um fruto que, como tal envenenará Adão, se ele o comer. É o caso do encontro entre dois corpos cujas relações características não se compõem: o fruto agirá como um veneno, isto é, determinará as partes do corpo de Adão (e paralelamente a idéia do fruto determinará as partes de sua alma) a entrar em novas relações que não correspondem mais à sua própria essência. Mas, porque Adão é ignorante das causas, ele crê que Deus lhe interdita moralmente alguma coisa, enquanto que Deus lhe revela somente as conseqüências naturais da ingestão do fruto. (Deleuze, 1984).

No texto "Espinosa e uma filosofia prática: sobre a diferença da Ética com uma moral" encontramos uma reflexão acerca da passagem do homem da moral para o homem da ética. O que esta reflexão sugere, a meu ver, é a possibilidade de um deslocamento para uma nova orientação, ao nível de nossas escolhas e ações.

Dando continuidade à análise que realiza acerca de Espinosa, Deleuze (1984) diz que não há Bem nem Mal (tal como vê o homem da moral), mas há o Bom e o Mau:

O bom o é, quando um corpo compõe diretamente sua relação com o nosso e, com toda ou parte de sua potência, aumenta a nossa. Por exemplo, um alimento. O mau para nós o é, quando o corpo decompõe a relação do nosso, embora ele ainda se componha com nossas partes, mas sob outras relações que aquelas que correspondem à nossa essência: assim como um veneno que decompõe o sangue. Bom e mau têm, então, um primeiro sentido, objetivo, mas relativo e parcial: o que é conveniente à nossa natureza, o que não o é.

O ponto em que a questão de Espinosa pode ser relacionada com as idéias de Guattari e Suely Rolnik (1986) consiste no modo como podemos questionar certas experiências que poderiam ser consideradas não-produtoras de vida e de criatividade. Entretanto, o homem da moral, ao qual se refere Suely (1992) em seus estudos e, particularmente, no texto "Cidadania e alteridade", vê essas exclusões como interdições. Ele constrói uma imagem do mundo mapeado em termos de bem e mal, certo e errado. É prisioneiro de um modelo único, centralizador de conduta e personalidade. Uma psique dominada e oprimida pelo medo do erro, do "pecado" e, conseqüentemente, do "castigo".

Suely nos mostra, então, que é preciso ultrapassar o homem da moral em direção ao homem da ética, onde só há o bom e o mau (e não o bem e o mal). Por este caminho, bom e mau são relativos, ao contrário de bem e mal, que são absolutos; portanto, algo será bom ou mau para um sujeito determinado, em um momento determinado de sua vida, em função de seus interesses, das disponibilidades e das oportunidades de encontro. O sujeito, assim, não é um ser único, com uma essência imutável, mas um devir, que a cada momento, a cada situação, a cada encontro com o que for e com quem for pode escolher o que é bom ou mau para si. O sujeito da escolha é, então, um sujeito ético, ativo e que, permanentemente, busca estar atento para não submeter-se a um padrão normativo cego, externo a si mesmo. É assim que as escolhas éticas tornam-se, para nós, um critério de orientação.

Cabe, no entanto, ressaltar a complexidade desses processos e dos embates nos quais se encontra o homem que busca caminhar no sentido de sua originalidade e de sua singularização. Penso, porém, que esses embates constituem a própria essência desse processo.

Guattari e Rolnik (1990) e outros procuravam e procuram orientar suas práticas, clínicas e em outros campos, na busca permanente de uma subjetividade voltada ao devir criador, efetuador de vida, à potencialização nos encontros, que é um dos pontos em que Deleuze toca ao refletir sobre as idéias de Espinosa no texto acima citado.

Quando considero os recursos em Terapia Ocupacional — as atividades — e o leque imenso de possibilidades de que dispomos na promoção das diversas modalidades de encontro, penso que também estas práticas podem ser vistas sob esta orientação: a das escolhas éticas, efetuadoras de vida e de criatividade (seja: na escolha das atividades, nos contatos com os materiais de que dispomos, na forma de nossos atendimentos, sejam individuais ou grupais, de curta ou longa duração, enfim nos lugares em que o processo ocorra).

Assim, a TO, quaisquer que sejam os recursos de que se utilize, funcionaria também como um laboratório de desconstrução contínua de cristalizações, para que possa emergir outro tipo de subjetividade, contraposta àquela homogeneizante, modelizadora de que Guattari tanto nos fala. Estes laboratórios propiciariam oportunidades para o sujeito reaproximar-se de seu próprio corpo, do outro, e dos elementos que o cercam, de modo a poder apropriar-se da riqueza desses contatos.

A questão seria então, em TO, levar o sujeito a sair do campo do bem e do mal, do certo e do errado, implicado também no receituário de atividades para este ou aquele caso (tal como me referi no Capítulo 1), de modo a se poder propiciar e acompanhar possíveis experimentações.

Minha escolha específica em trabalhar com as linguagens do corpo, na experiência que desenvolvi, mostrou-me o quanto este campo é rico em possibilidades, na abertura de novos horizontes de pesquisa, tanto para mim quanto para aqueles que venho acompanhando na prática terapêutica.

Produzir experimentações relacionadas à produção de um gesto, de uma coreografia, de um som que surge, da experimentação de uma nova postura corporal, de brincar com o próprio corpo, ou seja, alterar e (re)criar outros modos de existência que incorporem as artes no cotidiano. E também práticas que atuem no sentido da criação contínua como vetor para um aumento de potência de vida.

Mas no trabalho com as linguagens do corpo, tal como venho apontando ao longo desta pesquisa, manifesta-se também uma subjetividade modelizadora, homogeneizante, empobrecedora: a idéia de que existe uma dança certa, um gesto perfeito, um jeito correto.

Assim, neste domínio, um dos sentidos da TO seria justamente auxiliar o sujeito a ultrapassar os momentos em que é capturado por esse tipo de subjetividade que o desqualifica e impede possíveis experimentações.

O trabalho com as mulheres da Zona Leste foi um momento inaugural em que pude viver e perceber esses processos. Deparei-me, ao longo daquele trabalho, com a paralisia dos corpos, o terror de não fazer algo certo, como se houvesse um modelo ideal. Deparei-me, também, com as surpresas na vivência dos materiais expressivos, com os depoimentos que aconteciam, com os momentos de solidariedade dentro do grupo. No entanto, os acontecimentos vividos, o contar e (re)criar histórias, agora mesclados de artes, do uso de diferentes recursos expressivos, gradativamente iam sugerindo a elas novos modos de "falar" e existir.

Fui percebendo que dos territórios por elas trazidos — as suas relações com marido, companheiros, filhos, corpo e trabalho ligado à sobrevivência — foram se abrindo outros: lugar de relaxar, descansar, cantar, produzir poemas, estar atentas aos pedidos do corpo, brincar com as pernas para cima, falar por meio de várias linguagens e tantos outros desdobramentos.

Se não sabemos o que cada mulher levou desta experiência (e não é isso o que importa neste momento), durante o processo criou-se uma turbulência...

Observei que muitas delas vivificaram o corpo com o toque, com a percepção da respiração, com tudo o que brotava, a ponto de terem uma maior consciência de seus territórios existenciais. Surgiram comentários do tipo: "eu não sinto", "não tenho tempo para mim", e tantas outras questões ligadas à própria existência e às formas pelas quais estavam construindo suas vidas.

Muitas delas começaram a perceber um pouco seu corpo, suas tensões, algumas formas de se tocar, momentos em que se deram conta de que tinham sentimentos, fantasias, enfim, que possuíam um mundo interno a ser conhecido e (re)criado.

Um dos pontos fundamentais dessa experiência foram as dificuldades encontradas quando se abriu um campo de trabalho do corpo até então novo e desconhecido para a maioria delas.

Nesse tipo de situação, diz Rubem Alves (1989), citando Ernest Cassirer, que "as dificuldades encontradas são menos na aprendizagem de uma nova linguagem que no esquecimento da linguagem anterior". Nesse processo emergiram preconceitos, conflitos, as forças da "educação", os vetores de despotencialização em cada uma, e tantos outros acordos silenciosos nas suas histórias de vida que impediam, interferiam e às vezes atrapalhavam a vontade de pesquisar, alterar e descobrir outros modos de viver.

Não sentir, não chorar, não expressar, não olhar, não pensar eram pontos delicadíssimos que apareciam com freqüência, às vezes sutil e inconscientemente, e que tiveram de ser vistos e revistos.

Entretanto, é importante frisar que as problemáticas do sujeito com seu próprio corpo e suas dificuldades na expressão, criação e comunicação não são, absolutamente um "patrimônio" exclusivo das mulheres. E, nem mesmo dentro do grupo com o qual trabalhei em minha pesquisa, os modos de manifestação desse problema eram homogêneos, pois para cada uma das mulheres os pontos de dificuldade e de abertura eram diferentes.

De qualquer forma, o que me pareceu interessante foi a possibilidade que se abriu, como nos fala novamente Rubem Alves (1989), de "invadir uma realidade dada com novos objetos de linguagem capazes de explodir ação criativa" e, sem dúvida, muitos desses possíveis despertares, constituindo pequenas cenas, puderam ser experimentados ao longo de nosso percurso.

Rubem Alves, em seu texto "O corpo e as palavras"(1985), quando trata da avaliação de uma proposta educacional, refere-se a um indicador, a meu ver muito interessante e pouco utilizado, e é a partir dele que, mais uma vez, quero avaliar aqueles acontecimentos. Valendo-se de uma pitada de sabedoria freudiana (é assim que ele introduz este seu tempero), afirma que "o que é determinante, em última instância, é o amor (...)" e cita *Eros* de Platão: "Produz prazer? É eficaz? Acende esperanças? Aumenta o desejo de viver e lutar?"

Ao fazer a mim mesma essas perguntas em relação à experiência vivida, consigo detectar um movimento de vida, circulação e encontros entre mim, as mulheres e o que ia sendo construído.

No meu campo de atuação, com este trabalho em que relato o percurso de uma experiência prática, espero colaborar na expansão dos trabalhos que realizamos em TO e despertar, também, o devir criador no profissional que busca embarcar nos processos de singularização.

Cabe ainda dizer que não se pode tirar desta experiência uma forma de intervenção única e fechada, por meio do trabalho com as linguagens do corpo, que sirva para qualquer outro grupo ou outra população, pois se trata de uma experiência ímpar e específica (como todas), fruto da construção de relações entre pessoas, em diferentes momentos de vida, com características, formação e histórias próprias.

No entanto, esta experiência pode servir como um material para se pensar em uma série de questões relacionadas à atuação da TO e às possíveis ressonâncias de um trabalho de consciência, expressão e criação nas linguagens do corpo. Em outras palavras, os métodos que me serviam de inspiração são sementes férteis de novos experimentos. Também, ao longo deste trabalho, estudos em outros campos de conhecimento tornaram possível uma leitura interdisciplinar da experiência realizada. E que ainda pode ser lida à luz de outras possíveis investigações...

Referências Bibliográficas

ABREU E SILVA, N. (1977). "A dança, uma arte a serviço da terapia". (Dissertação de Mestrado). São Paulo, Instituto de Psicologia da Universidade de São Paulo.
_____. (1988). *Composição em dança e sexualidade*. (Projeto de Pesquisa). São Paulo.
_____. (1979). "Um aspecto na formação do terapeuta pela dança". In: Congresso latino americano de psicologia, 1: Anais, São Paulo.
ALONSO, Silvia Leonora (1988). "A Escuta Psicanalítica". *Revista de Psicanálise Percurso*, nº 2, Ano 1.
ALVES, Rubem (1989). *Conversa com quem gosta de ensinar*. Coleção Polêmicas do Nosso Tempo. São Paulo, Cortez.
_____. BRUHNS ,T. Heloisa (orgs.), (1985). *Conversando sobre o corpo*. São Paulo, Papirus.
AMBRÓSIO, Beatriz, N. (1991). "Loucura, trabalho e ordem: o uso do trabalho e da ocupação em instituições psiquiátricas". Dissertação de Mestrado apresentada ao Programa de Estudos Pós-Graduados em Ciências Sociais da Pontifícia Universidade Católica, São Paulo.
ANDRADE, Marília (1979). "A Morte do Corpo na Dança Moderna". *Revista Psicologia Atual*, ano I, nº 7, São Paulo, Grupo Editorial Spagat.
ASHLEY, Montagu (1986). *Tocar:* o significado humano da pele. São Paulo, Summus.
BARROS, Denise (1987). "Operadores de saúde na área social: uma responsabilidade historicamente assumida em terapia ocupacional". Apostila do Curso de Graduação em Terapia Ocupacional, Universidade de São Paulo, São Paulo.
BALZAC, H. (1988). *A mulher de trinta anos*. São Paulo, Clube do Livro.
(1988). *Eugênia Grandet*. São Paulo, Clube do Livro.
BASAGLIA, Franco (1983). "Mulheres e Loucura". Retirado da apresentação organizada pelo Grupo de Saúde Mental São Paulo, no II Encontro Latino Americano e VI Encontro Internacional da Rede de Alternativas a Psiquiatria de 26/10 a 21/11/83, Belo Horizonte.
_____. (1982). *A psiquiatria alternativa contra o pessimismo da razão, o otimismo da prática*. São Paulo, Brasil Debates.

BASAGLIA, Franco (1982). *A instituição negada*. Rio de Janeiro, Graal Editora.
_____. *Scritti II*. (1981) Turim, Giulio Einaudi Editore.
BENETTON, Maria José. (1989). *Terapia ocupacional:* uma abordagem metodológica em saúde mental. São Paulo.
BOLTANSKY, Luc. (1979). *As classes sociais e o corpo*. Rio de Janeiro, Graal.
BRAGA, Rubem. (1988). *200 crônicas escolhidas*. Rio de Janeiro, Record.
BRANDÃO, Carlos R. (org.) (1982). *O educador:* vida e morte. Rio de Janeiro, Graal.
CAPRA, Fritjof. (1982). *O ponto de mutação*. São Paulo, Cultrix.
CASTRO, Eliane Dias. (1992). *A apropriação de si mesmo através da dança*. Dissertação de Mestrado apresentada ao Departamento de Comunicação e Artes da Universidade de São Paulo.
CENNI, Roberto. (1993). *Kanichi-Sato. Vida na água*. São Paulo, Pioneira.
COIMBRA, Maria Cecilia B. (1981). "Psicodrama e psicologia do corpo: contestadores, libertários ou alienantes". Trabalho apresentado na disciplina Psicologia da Dança Educacional do Doutorado em Psicologia Escolar da Universidade de São Paulo.
COSTA, Rogério e GONDAR Josaida. (1992). "Entrevista com Felix Guattari". Paris, 12 de agosto de 1992. Texto apresentado no Simpósio A Pulsão e seus Conceitos. Promovido pelo Núcleo de Estudos da Subjetividade. Pontifícia Universidade Católica, São Paulo.
COSTA, Jurandir Freire. (1988). "As Fases da Violência". Entrevista/Debates, *Revista de Psicanálise Percurso*, ano I, n° 1, São Paulo.
DELEUZE, Gilles. (1984). "Sobre la diferencia entre la ética y la moral". In: *Spinoza: Filosofia Práctica*, Cuadernos Infimos 122, Barcelona, Tusquets Editores.
_____. (1992). "Os Intercessores". In: *Conversações,* cap. IV, Filosofia. Rio de Janeiro, Editora 34. (Tradução de Peter Pál Pelbart).
DUNCAN, Isadora. (1989). *Minha vida*. Rio de Janeiro, José Olympio.
FERNANDES, Heloisa Rodrigues (org.); *Tempo de desejo:* sociologia e psicanálise. São Paulo, Brasiliense.
FERRIANO, Iracema Serrat. (1988). *A concepção de corpo na terapia ocupacional:* um estudo sobre os supervisores de estágio do Curso de Terapia Ocupacional da Universidade de São Paulo. São Paulo, Universidade de São Paulo.
FOUCAULT, M. (1984). "Os Corpos Dóceis". In: *Vigiar e punir.* Petrópolis, Vozes.
FREIRE, Madalena (1983). *A paixão de conhecer o mundo:* relatos de uma professora. Rio de Janeiro, Paz e Terra.
FREIRE, Paulo e Frei BETTO, (1985). *Essa escola chamada vida*. São Paulo, Ática.
_____. (1978). *Pedagogia do oprimido*. Rio de Janeiro, Paz e Terra.
FUX, Maria. *Dança, experiência de vida*. São Paulo: Summus, 1983.
GERAUDY, Roger. *Dançar a vida*. Rio de Janeiro, Nova Fronteira.
GOFFMANN, E. (1974). *Manicômios, prisões e conventos*. São Paulo, Perspectiva.
GUATTARI, Felix e ROLNIK, Suely (1986). *Micropolítica:* cartografias do desejo. Petrópolis, Vozes.
GUATTARI, Felix. (1990). *As três ecologias*. Campinas, Papirus.
KEHL, Maria Rita. (1987). "A psicanálise e o domínio das paixões". In: *Os sentidos da paixão.* (Funarte), São Paulo, Companhia das Letras.
_____. (1990). "O Desejo da realidade". In: *Desejo.* Funarte, São Paulo, Companhia das Letras.
_____. (1990). "Masculino, feminino, o olhar da sedução". In: *O Olhar.* São Paulo, Companhia das Letras.

KIELHOFNER, G. e BURKE, Janice P. (1977). "Occupational Therapy after 60 years". *The American Journal of Occupational Therapy*, v. 31, nov/dez.
LABAN, Rudolf (1975). *Domínio do movimento*. São Paulo, Summus.
_____. (1978). *Danza educativa moderna*. Buenos Aires, Paidós.
LANE, Silvia, T.N. (1989). "Uma psicologia social baseada no materialismo histórico e dialético: da emoção ao inconsciente". Apresentado no II Encontro Científico da ANPEPP, Gramado, abr. de 1989, lido no Encontro da AVEPSO, Caracas.
LISPECTOR, Clarice. (1991). *Uma aprendizagem ou o livro dos prazeres*. Rio de Janeiro, Francisco Alves.
LOWENFELD, V.S. e BRITTAIN, W. L. (1977). *Desenvolvimento da capacidade criativa*. São Paulo, Mestre Jou.
MACHADO, Anna Rachel. (1988). "O diário de leituras: um diálogo e três personagens: o professor, o aluno e o texto". Projeto de Pesquisa. Pontifícia Universidade Católica, São Paulo.
MALHEIROS, Sonia. (1988). "Um Olhar para dentro: o movimento feminista no Rio de Janeiro". Dissertação de Mestrado apresentada no Programa de Pós-Graduação em Ciências Sociais da Universidade Federal de Santa Catarina, Florianópolis.
MARSIGLIA, R. G. e outros. (1987). *Saúde mental e cidadania*. São Paulo, Mandacaru.
MAUSS, Marcel. (1974). "As Técnicas do Corpo". In: *Sociologia e Antropologia*. São Paulo, Edusp.
MEZAN, Renato. (1989). "Esquecer? Não: In-quecer.". In: *Tempo de desejo:* sociologia e psicanálise. São Paulo, Brasiliense.
MOFFAT, A. (1980). *Psicoterapia do oprimido*. São Paulo, Cortez.
NASCIMENTO, Beatriz Ambrósio. (1991). "Loucura, Trabalho e Ordem: o uso do trabalho e da ocupação em Instituições Psiquiátricas". Dissertação de Mestrado apresentada ao Programa de Estudos Pós-Graduados em Ciências Sociais da Pontifícia Universidade Católica, São Paulo.
NICACIO, Maria Fernanda. (1988). "Terapia ocupacional como prática institucional: análise da ação prática da terapia ocupacional no interior do manicômio". Projeto de Pesquisa apresentado no concurso para docência do Curso de Terapia Ocupacional da Universidade de São Paulo.
OSTROWER, Fayga. (1987). *Criatividade e Processo de Criação*. Petrópolis, Vozes.
PELBART, Peter Pál. (1990). "A Nau do Tempo". Texto organizado pelo Núcleo de Subjetividade. São Paulo.
REICH W. (1981) *Escuta, Zé Ninguém*. São Paulo, Martins Fontes
ROTELLI, Franco. (1986). "O Processo de Desinstitucionalização Italiana". Palestra proferida em São Paulo, Instituto Sedes Sapientiae (mimeo.).
ROLNIK, Suely. (1989). *Cartografia sentimental:* transformações contemporâneas do desejo. São Paulo, Estação Liberdade.
_____. (1992). "Subjetividade e História". Texto apresentado em mesa-redonda no Curso de Psicanálise do Instituto Sedes Sapientiae, São Paulo.
_____. (1992). "Entrevista com Guattari sobre Pulsão". Comentário para o Simpósio: A Pulsão e seus Conceitos, organizado pelo Núcleo de Subjetividade da Pontifícia Universidade Católica, São Paulo.
_____. (1992). "Cidadania e Alteridade". Texto apresentado no Núcleo de Estudos da Subjetividade da Pós-Graduação em Psicologia Clínica da Pontifícia Universidade Católica, São Paulo.
_____. (1992). "Comentário sobre o vídeo da pulsão". Apresentado no Simpósio: A Pulsão e seus Conceitos, organizado pelo Núcleo de Subjetividade da Pontifícia Universidade Católica, São Paulo.

SANTOS, Laymert Garcia. (1989). Tempo de Ensaio. São Paulo, Companhia das Letras.
SAWAIA, Bader, B. (1987). "A consciência em construção no trabalho de construção da existência. Uma análise psicossocial do processo da consciência de mulheres faveladas participantes de movimentos urbanos de reivindicação social e de um grupo de produção de artesanato". Tese de Doutoramento em Psicologia Social da Pontifícia Universidade Católica, São Paulo.
SANDOR, Pethö e outros. (1982). *Técnicas de relaxamento*. São Paulo, Vetor Editora Psicopedagógica.
SERRA, N.A. (1981). "Dança-terapia: introdução teórica à análise do movimento". Dissertação de Mestrado. Pontifícia Universidade Católica, São Paulo.
SILVA, Reinaldo J.G. (1988). Trabalho apresentado à disciplina Psicologia da Dança Educacional no Curso de Pós-Graduação em Psicologia Escolar na Universidade de São Paulo, São Paulo. Trabalho não-publicado.
_____. (1989). "O deficiente mental como sujeito desejante: uma proposta de Terapia Ocupacional". Pesquisa apresentada na Universidade de São Paulo, São Paulo.
SILVEIRA, NISE.da (1981). *Casa das palmeiras: a emoção de lidar.* Uma experiência em psiquiatria. Rio de Janeiro, Alhambra.
_____. (1981). *Imagem do inconsciente.* Rio de Janeiro, Alhambra.
SIVADON, Paul e ZOILA, Adolfo Fernandes. (1986). *Corpo e terapêutica:* Uma psicopatologia do corpo. São Paulo, Papirus.
STOKOE, Patricia e Ruth HARF. (1987). *Expressão corporal na pré-escola*. São Paulo, Summus.
VAYER, P. e TOULOSE, P. (1985). *Linguagem corporal:* A estrutura e a sociologia da ação. Porto Alegre, Artes Médicas.
VELHO, Gilberto. (1985). *Desvio e divergência: uma crítica da patologia social.* Rio de Janeiro, Zahar.
VIANNA, Klaus, CARVALHO, Marco Antonio, de. *A dança.* São Paulo: Siciliano, 1990.

* * *

• Cadernos de Subjetividade. Núcleo de Estudos e Pesquisa da Subjetividade. Programa de Estudos Pós-Graduados em Psicologia Clínica. Volume 1, nº 1 e nº 2, Pontifícia Universidade Católica, São Paulo, 1993.
• Documentos de normatização das ações nos Centros de Convivência e Cooperativas Municipais. Prefeitura do Município de São Paulo. Secretaria Municipal da Saúde - Programa de Saúde Mental, 1992.
• Documentos e escritos meus ao longo de minhas aulas individuais, supervisões e formação no Curso de Dança, junto a Naíza de França, São Paulo, 1989 a 1993.

Flávia Liberman

Terapeuta ocupacional com mestrado em psicologia social pela PUC/SP. Pesquisa e atua na prática terapêutica usando a dança como atividade expressiva há quinze anos. Este trabalho desenvolve-se com diferentes públicos: crianças, adolescentes, adultos, deficientes físicos e mentais e idosos. Dedica-se à pesquisa sobre o uso da dança na prática terapêutica em terapia ocupacional.

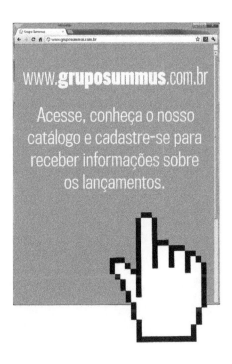

www.gruposummus.com.br